供中医学类、中药学类、药学类等专业用

医学统计学实战指导

主　审　何　雁

主　编　蔡　晶　魏高文

副主编　李国春　武　松

编　委（按姓氏笔画排序）

王丽梅　孔丽娅　刘志臻　许　茜　孙春阳
李国春　杨雪梅　步怀恩　吴建军　陈梅妹
陈婷婷　武　松　林有志　俞向梅　徐　刚
黄品贤　葛　亮　韩　梅　谢海林　赖新梅
蔡　晶　魏高文　魏歆然

学术秘书　许　茜　葛　亮

人民卫生出版社

图书在版编目(CIP)数据

医学统计学实战指导/蔡晶,魏高文主编. —北京：
人民卫生出版社,2016

ISBN 978-7-117-23030-8

Ⅰ.①医⋯ Ⅱ.①蔡⋯②魏⋯ Ⅲ.①医学统计-统
计学-医学院校-教材 Ⅳ.①R195.1

中国版本图书馆 CIP 数据核字(2016)第 184882 号

人卫智网	www.ipmph.com	医学教育、学术、考试、健康,
		购书智慧智能综合服务平台
人卫官网	www.pmph.com	人卫官方资讯发布平台

医学统计学实战指导

主　　编：蔡　晶　魏高文
出版发行：人民卫生出版社(中继线 010-59780011)
地　　址：北京市朝阳区潘家园南里 19 号
邮　　编：100021
E - mail：pmph @ pmph.com
购书热线：010-59787592　010-59787584　010-65264830
印　　刷：北京虎彩文化传播有限公司
经　　销：新华书店
开　　本：787×1092　1/16　印张：8
字　　数：190 千字
版　　次：2016 年 9 月第 1 版　2019 年10月第 1 版第 5 次印刷
标准书号：ISBN 978-7-117-23030-8/R·23031
定　　价：23.00 元

打击盗版举报电话：010-59787491　E -mail：WQ @ pmph.com
(凡属印装质量问题请与本社市场营销中心联系退换)

前　言

统计学是一门古老而又新兴的科学与艺术。随着社会经济的发展与科学技术的进步,统计理论与统计技术的深度和广度也在与时俱进。21 世纪以来,电子计算机技术的飞速发展令大数据挖掘时代扑面而来,使统计数据的搜集、整理、分析、存贮、传递等过程逐步电子化,极大地提高了统计工作的效能,扩大了统计技术的应用领域,使得以往高高在上的统计学日益普及,成为普通研究者都能自我实现的“简单过程”。

对于非统计学专业的学习者来说,统计学繁杂的计算公式往往令人望而却步,而统计软件的使用虽然看似简单,但其中依然存在许多技巧,需要用心学习与勤于练习才能掌握。我们身为一线教师,在长期的医学统计学教学实践中,深深体会到统计学理论教学和统计软件应用实践的重要性,二者不可偏废。但纵观大量的统计教材和统计软件教材,大多数是厚厚的一大本,从理论到应用,虽然洋洋洒洒几百页,内容丰富,但实战技巧却点拨不够到位,难免压抑初学者的学习信心,不利于统计技术的普及和推广。因此,我们着手编写了这本医学统计学实战指导,按照统计思维的步骤介绍相关的统计分析技术,突出简单实用的特点,大大降低学习的难度,使读者能以较短的时间、比较轻松地掌握常用的统计分析技术。在统计软件的选择上,我们选用了业界认可且界面友好、相对简单易学的 SPSS 软件。如研究工作需要,可在此基础上进一步学习 SAS、STAT、MINITAB、JMP、S-PLUS 等统计软件。

本书包括基础统计方法选择、计量资料的统计描述、均数比较、方差分析、χ^2 检验、非参数检验、直线相关与回归共 7 章。各章均结合中医药研究的实例,介绍各种统计分析方法在 SPSS 统计软件中的实现步骤和结果解读技巧。每章均附有练习题,供学习者参照练习。本书可作为学习医学统计学的各专业本科生、研究生的实验指导,也可供广大医务工作者总结临床经验、论文写作及科研工作时参考。

本书是全国各中医院校统计学教师集体智慧的结晶,其编写得到了各高等中医药院校和人民卫生出版社的关怀和鼎力支持。在此一并表示深深的感谢! 由于编者学识有限,难免存在不足和纰漏,恳请广大读者批评指正。

编者
2016 年 2 月

前　　言

目　录

第一章　基础统计方法选择 ………………………………………… 1

第二章　计量资料的统计描述 ……………………………………… 3

第三章　均数比较 …………………………………………………… 10

第一节　样本均数与总体均数比较的 t 检验 ……………………… 10

第二节　配对设计资料比较的 t 检验 ……………………………… 15

第三节　完全随机设计两样本均数比较的 t 检验 ………………… 23

第四章　方差分析 …………………………………………………… 27

第一节　完全随机设计多样本单因素方差分析 …………………… 27

第二节　随机区组设计资料的双因素方差分析 …………………… 33

第三节　重复测量计量资料方差分析 ……………………………… 45

第五章　χ^2 检验 …………………………………………………… 59

第一节　四格表 χ^2 检验 ………………………………………… 59

第二节　行列表 χ^2 检验 ………………………………………… 66

第三节　配对 χ^2 检验 …………………………………………… 70

第六章　非参数检验 ………………………………………………… 76

第一节　单样本秩和检验 …………………………………………… 76

第二节　配对样本秩和检验 ………………………………………… 81

第三节　两样本秩和检验 …………………………………………… 86

第四节　多样本秩和检验 …………………………………………… 94

第七章　直线相关与回归 …………………………………………… 103

第一节　直线相关 …………………………………………………… 103

第二节　直线回归 …………………………………………………… 112

第一章　基础统计方法选择

医学统计学是运用概率论与数理统计的原理及方法,结合医学实际,研究数字资料的收集、整理、分析与推断的一门学科,在医学科研中的应用非常广泛,是医学各相关专业、各层次学生的一门必修课程。但对于医学生而言,医学统计学不是数学,是提高医学科研能力的必需工具,一定要以理解为主,医学统计学的思维贯穿科研的整个过程。

1. 先确定研究目的,根据研究目的选择方法。不同研究目的采用的统计方法不同,常见的研究目的主要有三类:一是差异性研究,即比较组间均数、率等的差异,可用的方法有 t 检验、方差分析、χ^2 检验、非参数检验等;二是相关性分析,即分析两个或多个变量之间的关系,可用的方法有相关分析;三是影响性分析,即分析某一结局发生的影响因素,可用的方法有线性回归、logistic 回归、Cox 回归等。

2. 明确数据类型,根据数据类型进一步确定方法。不同数据类型采用的统计方法也不同。计量资料可用的方法有 t 检验、方差分析、非参数检验、线性相关、线性回归等。分类资料可用的方法有 χ^2 检验、对数线性模型、logistic 回归等。图 1-1 ~ 图 1-4 简要列出了不同研究目的、不同数据类型常用的统计分析方法。

3. 选定统计方法后,需要利用统计软件具体实现统计分析过程。SPSS 中,不同的统计方法对应不同的命令,只要方法选定,便可通过对应的命令辅之以相应的选项实现统计结果的输出。

4. 统计结果的输出并非数据分析的完成。一般统计软件都会输出很多结果,需要从中选择自己需要的部分,并做出统计学结论。但统计学结论不同于专业结论,最终还需要

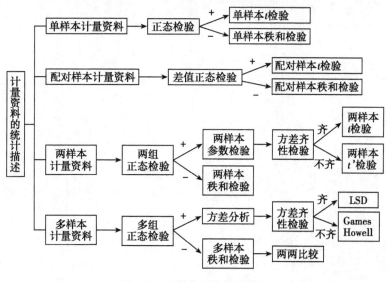

图 1-1　计量资料的统计描述

结合实际做出合理解释。

　　以下分别是计量资料的统计描述(图 1-1)、双变量相关的统计描述(图 1-2)、计数资料的统计描述(图 1-3)以及等级资料的统计描述(图 1-4)。

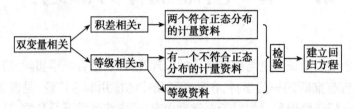

图 1-2　双变量相关的统计描述

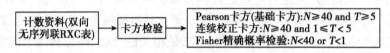

图 1-3　计数资料的统计描述

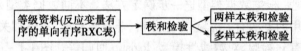

图 1-4　等级资料的统计描述

第二章　计量资料的统计描述

计量资料的统计描述包括集中趋势、离散趋势和分布形态。符合正态分布的计量资料的统计描述可用算术平均数和标准差表示，不符合正态分布的计量资料的统计描述则运用中位数和四分位数间距表示。

例2-1　抽样调查某地 120 名 18～35 岁健康男性居民血清铁含量（μmol/L），数据如下，试编制血清铁含量的频数分布表，计算算术均数、中位数、众数、极差、四分位数间距、方差、标准差、偏度系数、峰度系数，绘制频数分布图及正态曲线。

19.12	15.83	19.26	14.37	9.97	23.90	25.61	17.55	24.22	12.67
16.72	19.89	17.19	27.81	19.82	17.51	23.29	19.50	20.18	23.77
18.61	12.65	19.83	19.47	17.48	19.09	18.37	19.69	22.55	7.42
12.50	20.40	23.02	21.62	16.10	17.14	17.67	18.36	24.66	15.31
18.12	19.08	19.32	20.13	17.45	11.74	24.75	21.00	18.48	23.07
22.73	14.94	23.02	15.94	27.90	21.61	13.12	20.75	15.51	17.40
17.25	19.59	18.54	16.79	21.69	26.02	16.52	14.77	26.13	16.32
8.40	13.17	16.99	21.53	11.09	21.46	19.38	17.98	29.64	20.30
20.87	12.73	24.13	14.27	11.75	18.89	17.08	21.31	24.36	21.65
14.89	17.32	17.40	20.52	24.52	8.65	19.53	23.12	18.89	18.46

SPSS 操作步骤：

1. 数据录入　在"变量视图"以"铁含量"为变量名，切换到"数据视图"输入铁含量的 120 个数据，建立 120 行（120 个观测对象）1 列（1 个变量名）的数据文件，保存名称为铁含量，见图 2-1。

在图 2-1"度量标准"下的单元格中，单击定位后，单元格右侧出现按钮，点击该按钮，在下拉列表框中选择度量类型。

度量：定量变量，如身高、体重、血压等测量值。

序号：等级变量（半定量，有序分类），如疗效记录：痊愈、好转、稳定、无效。

名义：定性变量或字符串变量，如血型记录为 A 型、B 型、AB 型、O 型；姓名为陈某。

变量类型为数值时，度量类型默认值为度量，变量类型为字符串时，其默认值为名义。

2. 正态性检验　①菜单行点击"分析→描述统计→探索"，将铁含量送入因变量列表→在"绘制"栏中带检验的正态图→继续→在"输出"栏中选择"二者都"（默认）→确定，见图 2-2；②输出结果：如图 2-3，当样本含量≥50 时，选择 Kolmogorov-Smirnov 统计量，当样本含量 <50时，选择 Shapiro-Wilk 统计量。本例样本例数≥50，选择 K-S 结果，$P=0.200$。

答：H_0：铁含量数值服从正态分布。

H_1：铁含量数值不服从正态分布。

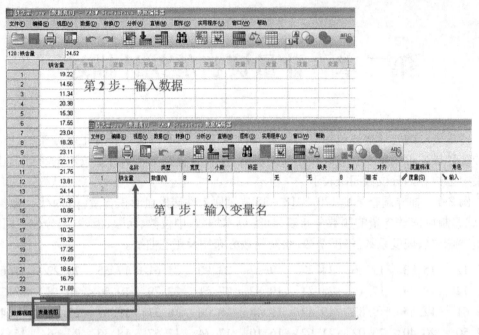

图 2-1 定义及输入数据

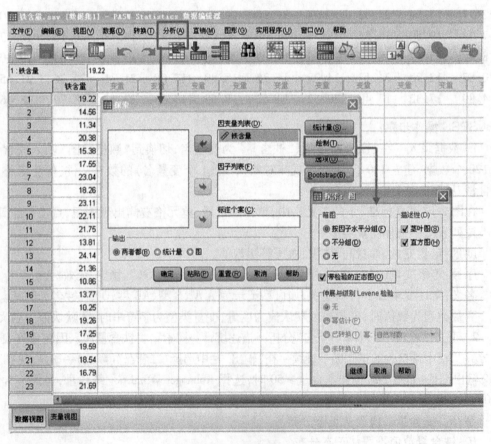

图 2-2 正态性检验

正态性检验

	Kolmogorov-Smirnov[a]			Shapiro-Wilk		
	统计量	df	Sig	统计量	df	Sig
铁含量	.054	120	.200[*]	.988	120	.348

a. Lilliefors显著水平修正
*. 这是真实显著水平的下限

图2-3　正态性检验结果

$\alpha = 0.05$（双侧建议）

$Z = 0.054, P = 0.200 > 0.05$

结论：在 $\alpha = 0.05$ 的检验水平，不拒绝 H_0，可认为铁含量服从正态分布。

3. 频数分析　①菜单行点击"分析→描述统计→频率"，将铁含量送入"变量"框，见图2-4；②在"统计量"的对话框下选择四分位数、均值、中位数、众数、标准差、最大值、最小值、方差、范围、偏度、峰度→点击"继续"，见图2-5；③在"图表"的对话框下选择"直方图"，在直方图上显示正态曲线（S）→点击"继续"，见图2-6；④回到"频率"对话框，点击"确定"。

4. 结果解读　见表2-1、图2-7。

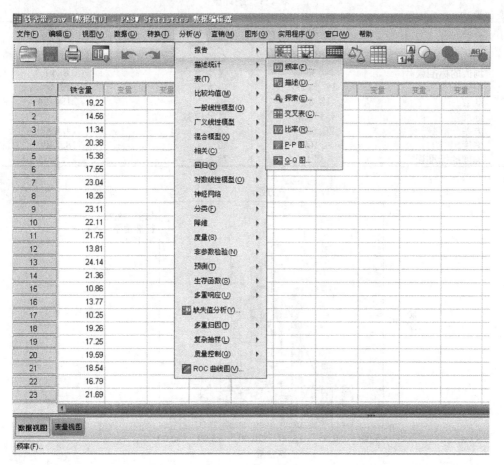

图2-4　频数分析命令

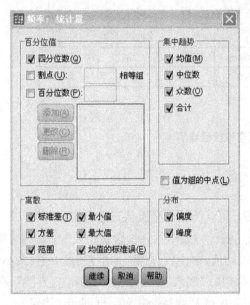

图2-5 统计量的选择

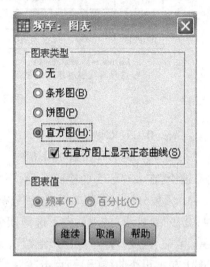

图2-6 频率-图表的选择

表2-1 统计量

铁含量

有效	120	峰度	-.243
缺失	0	峰度的标准误	.438
均值	18.2845	全距	21.24
均值的标准误	.41368	极小值	8.40
中值	18.5400	极大值	29.64
众数	18.89	和	2194.14
标准差	4.53164	百分位数	
方差	20.536	25	14.8900
偏度	-.109	50	18.5400
偏度的标准误	.221	75	21.5125

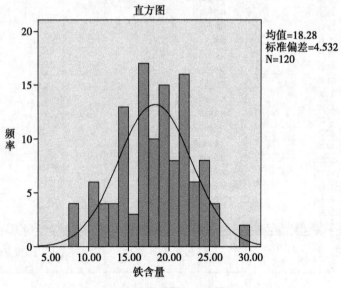

图2-7 直方图及正态曲线

如表 2-1,统计描述:有效数 120,算术均数 18.28、中位数 18.54、众数 18.89、极差 21.24、四分位数间距 6.6225、方差 20.54、标准差 4.53、偏度系数 -0.109、峰度系数 -0.243。

练习题

1. 某地用随机抽样方法检查了 140 名正常成年男子的红细胞数($\times 10^{12}$/L),检测结果如下,试编制红细胞数的频数分布表,计算算术均数、中位数、众数、极差、四分位数间距、方差、标准差、偏度系数、峰度系数,绘制频数分布图及正态曲线。

4.76	5.26	5.61	5.95	4.46	4.57	4.31	5.18	4.92	4.27	4.77	4.88
5.00	4.73	4.47	5.34	4.70	4.81	4.93	5.04	4.40	5.27	4.63	5.50
5.24	4.97	4.71	4.44	4.94	5.05	4.78	4.52	4.63	5.51	5.24	4.98
4.33	4.83	4.56	4.44	4.79	4.91	4.26	4.38	4.87	4.99	5.60	4.46
4.95	5.07	4.80	5.30	4.65	4.77	4.50	5.37	5.49	5.22	4.58	5.07
4.81	4.54	3.82	4.01	4.89	4.62	5.12	4.85	4.59	5.08	4.82	4.93
5.05	4.40	4.14	5.01	4.37	5.24	4.60	4.71	4.82	4.94	5.05	4.79
4.52	4.64	4.37	4.87	4.60	4.72	4.83	5.33	4.68	4.80	4.15	4.65
4.76	4.88	4.61	3.97	4.08	4.58	4.31	4.05	4.16	5.04	5.15	4.50
4.62	4.73	4.47	4.58	4.70	4.81	4.55	4.28	4.78	4.51	4.63	4.36
4.48	4.59	5.09	5.20	5.32	5.05	4.41	4.52	4.64	4.75	4.49	4.22
4.71	5.21	4.94	4.68	5.17	4.94	5.02	4.76				

答:

2. 某地 100 例 30～40 岁健康男子血清总胆固醇值(mg/dl)测定结果如下,试编制血清总胆固醇的频数分布表,计算算术均数、中位数、众数、极差、四分位数间距、方差、标准差、偏度系数、峰度系数,绘制频数分布图及正态曲线。

202 165 199 234 200 213 155 168 189 170 188 168 184 147 219 174 130 183 178
174 228 156 171 199 185 195 230 232 191 210 195 165 178 172 124 150 211 177
184 149 159 149 160 142 210 142 185 146 223 176 241 164 197 174 172 189 174
173 205 224 221 184 177 161 192 181 175 178 172 136 222 113 161 131 170 138
248 153 165 182 234 161 169 221 147 209 207 164 147 210 182 183 206 209 201
149 174 253 252 156

答:

3. 2014 年某市 100 名孕妇产前检查次数资料如下,试编制产前检查次数的频率分布表,检查次数请按 0、1、2、3、4、5、>5 编制。

5 3 5 7 3 3 2 4 2 7 5 5 2 5 1 4 4 4 6 5
2 1 5 5 0 5 4 3 4 5 2 5 12 5 5 4 0 4 5 4
1 3 4 3 6 2 4 1 4 4 5 4 4 2 3 4 1 4 4 3
2 5 5 1 5 5 4 4 5 4 4 7 4 4 5 3 7 8 3 3
6 5 1 3 2 6 5 3 0 4 6 6 5 2 3 6 4 3 3 4 6

答:

4. 试应用频率表法计算中位数、算术均数、四分位数间距、方差、标准差。

组段	频数
12 ~	1
24 ~	7
36 ~	11
48 ~	11
60 ~	7
72 ~	5
84 ~	4
96 ~	2
108 ~	2

答：

5. 某地 200 例正常成人血铅含量(μmol/L)的频数分布如下。

（1）简述该资料的分布特征。

（2）若资料近似呈对数正态分布,试分别用百分位数法和正态分布法估计该地正常成人血铅值的 95% 参考值范围。

血铅含量	频数
0.00 ~	7
0.24 ~	49
0.48 ~	45
0.72 ~	32
0.96 ~	28
1.20 ~	13
1.44 ~	14
1.68 ~	4
1.92 ~	4
2.16 ~	1
2.40 ~	2
2.64 ~	1

答：

第三章　均　数　比　较

均数比较是计量资料常用的统计分析方法。按资料的设计类型可分为单样本均数与总体均数比较、配对设计资料均数比较、完全随机设计两独立样本均数比较、完全随机设计多样本均数比较、随机区组设计资料均数比较、重复测量计量资料均数比较等；分别对应于样本均数与总体均数比较的 t 检验或秩和检验、配对设计资料均数比较的 t 检验或秩和检验、完全随机设计两独立样本均数比较的 t 检验或秩和检验、完全随机设计多样本均数比较的方差分析或秩和检验、随机区组设计资料均数比较的方差分析或秩和检验、重复测量计量资料均数比较的方差分析或秩和检验。在具体统计分析方法的选择上则还需要根据数据是否符合正态分布选择；符合正态分布的选择 t 检验、方差分析，不符合正态分布的选择秩和检验。其中 t 检验在本章进行介绍，方差分析见第四章，秩和检验见第六章。

第一节　样本均数与总体均数比较的 t 检验

例 3-1　已知某地成年男子，通过尿酸酶法测得血尿酸均数为 $400\mu mol/L$，现在该地邻近海边区域随机调查 20 名健康成年男子，测得其血尿酸值分别为（410,415,422,418,419,420,425,430,411,415,428,433,427,411,421,429,435,424,427,440），请根据此判断海边区域成年男子的血尿酸是否与该地成年男子有所不同？

SPSS 操作步骤：

1. 数据录入　①点击"变量视图"界面进入变量定义，在"名称"列下输入"血尿酸"一个变量。②在"组别"变量行中点击"值"，默认为"无"；"值标签"默认为"无"，见图 3-1。③点击"数据视图"，输入全部的数据，见图 3-2。

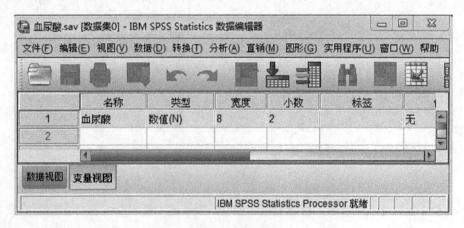

图 3-1　定义变量

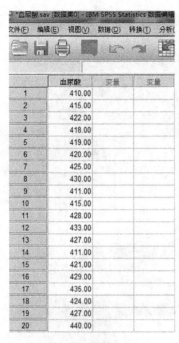

图 3-2 数据录入

2. 统计分析 ①在"数据视图"中，点击"分析"，选择"比较平均值"→"单样本 T 检验"，见图 3-3。②将左侧框内变量"血尿酸"，通过选择箭头选入检验变量(T)框内，在检验值(V)框内输入该地区血尿酸平均值"400"，点击"确定"，见图 3-4。

3. 运行结果 见图 3-5。

答：根据正态性检验(步骤略)，结论：$P>0.05$，符合正态分布，因此采用单样本 t 检验。

H_0：海边区域成年男子的血尿酸与该地成年男子相同。

H_1：海边区域成年男子的血尿酸与该地成年男子不同。

$\alpha=0.05$ （双侧检验）

$t=12.340$ $df=19$ P 显示为 $0.000<\alpha$

结论：在 $a=0.05$ 的检验水平，拒绝 H_0，接受 H_1，差异具有统计学意义，可认为海边区域成年男子的血尿酸与该地成年男子有差别。

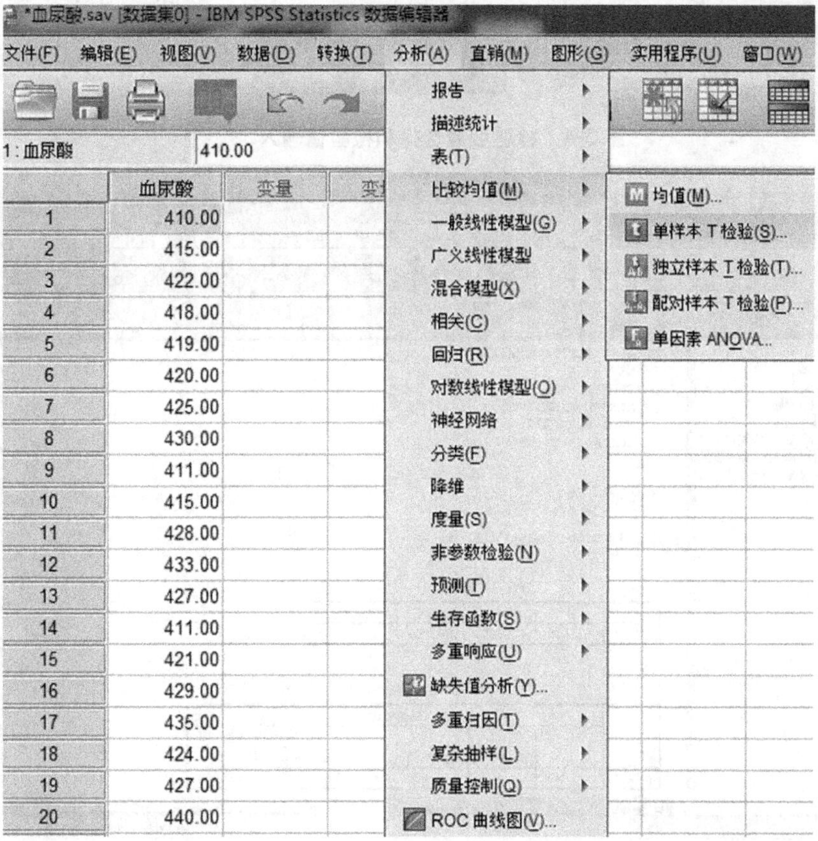

图 3-3 样本分析方法选择

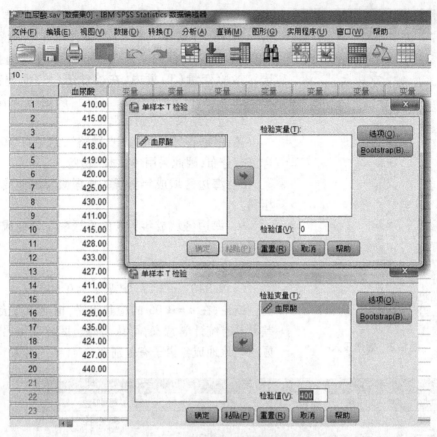

图 3-4 检验变量选择和检验值输入

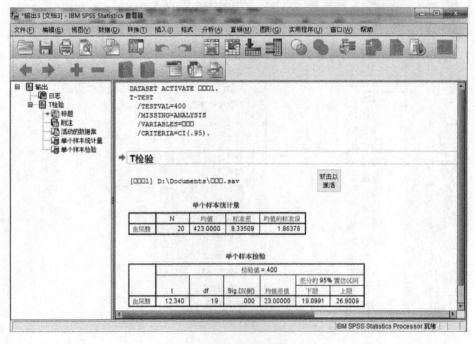

图 3-5 检验结果

练习题

1. 以往通过大规模调查已知某地新生儿出生血红蛋白为 180g/L,从该地难产儿中随机抽取 30 名新生儿作为研究样本,平均出生体重为 155.4g/L,标准差为 9.04kg(150.0、155.0、156.0、147.0、166.0、153.0、148.0、162.0、165.0、135.0、168.0、144.0、149.0、169.0、159.0、157.0、155.0、156.0、147.0、166.0、153.0、148.0、162.0、165.0、145.0、168.0、144.0、149.0、169.0、152.0)。该地难产儿出生血红蛋白是否与一般新生儿血红蛋白不同?

答:

2. 已知某中学初中生平均体重为 50kg,今年在本校初中生中随机抽取 40 名学生,测量其体重值具体为(44、49、50、49、50、53、49、50、48、50、40、48、50、51、50、49、48、47、55、60、47、52、57、62、66、61、50、54、54、43、40、42、48、49、51、55、52、56、52、46),请问今年初中生体重均数是否与该校平均体重值有所不同?

答:

3. 已知某医药学校学生个人综合体质检测成绩平均分为85.33分,今年在本校学生中随机抽取30名,测量其综合体质分数分别为(77.1,68.8,80.2,77.8,76.4,74.3,75.5,70.2,76.4,74.3,75.5,70.2,73.3,71.4,70.0,68.4,80.3,74.1,71.2,70.3,85.5,69.2,66.4,70.3,75.5,70.9,73.3,71.8,70.1,69.5),请问今年学生综合体质检测成绩均数是否与该校平均分值有所不同?

答:

4. 据以往研究测定正常SD大鼠(200~220g)空腹血糖数值为4.95mmol/L,在正常SD大鼠中随机选取15只大鼠,进行6个月的高糖高脂肪饮食饲养后,测得相应的空腹血糖数值分别为(10.2,10.8,11.8,12.4,11.5,8.8,7.9,9.9,10.1,7.7,11.2,8.5,6.7,9.3,7.4),请问高糖高脂肪饮食大鼠血糖均值是否与正常大鼠均值有所不同?

答:

5. 某城市近5年公务员的平均月工资为4000元,在该城市选取30个医药行业单位,测得其平均月工资分(2488.7,2477.5,2588.7,2996.9,2477.5,2588.7,2991.2,2467.2,2588.7,2592.9,2470.5,2580.7,2788.2,2476.6,2522.7,2111.8,2377.3,2588.7,2899.9,2477.5,2588.7,2933.2,2477.5,2588.7,2488.7,2437.5,2568.7,2396.2,2477.5,2588.8),请问该城市医药行业单位月工资是否与本城市公务员平均月工资有所不同?

答:

答：

第二节 配对设计资料比较的 t 检验

例3-2 为研究青年女性多次服用右归丸后是否影响其排卵期血浆雌二醇,将30名女性按年龄段配成15对,每对中随机抽取一人服用右归丸,另一个服用安慰剂。经过一段时间治疗后,测得血浆雌二醇数值(pmol/L),结果如下表。问右归丸是否影响女性排卵期血浆雌二醇?

表3-1 两组青年女性排卵期血浆雌二醇(pmol/L)

配对号	右归丸组	安慰剂组	配对号	右归丸组	安慰剂组
1	715	700	9	709	745
2	730	711	10	777	734
3	744	722	11	736	710
4	718	716	12	723	708
5	688	699	13	702	655
6	704	690	14	699	677
7	788	701	15	688	686
8	743	735			

1. **数据录入** ①点击"变量视图"界面进入变量定义,在"名称"列下输入"右归丸组"、"安慰剂组"2个变量。②在"组别"变量行中点击"值",默认为"无";"值标签"默认为"无",见图3-6。③点击"数据视图",配对输入两组全部的数据,见图3-7。

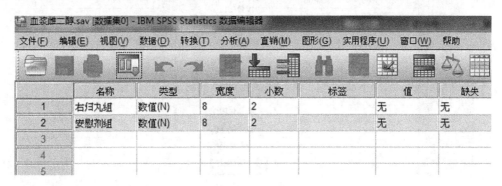

图3-6 定义变量

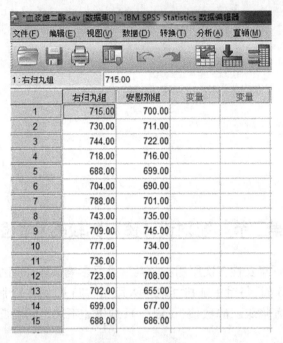

图3-7 数据录入

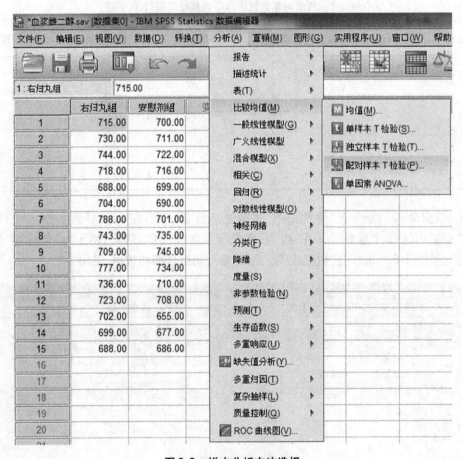

图3-8 样本分析方法选择

2. 统计分析　①在"数据视图"中,点击"分析",选择"比较平均值"→"配对样本T检验",见图3-8。②将左侧框内变量"右归丸组",通过选择箭头选入成对变量(V)中 Variable1 框内,随后将左侧框内变量"安慰剂组"选入成对变量(V)中 Variable2 框内,然后点击"确定",见图3-9。如果只选中一个变量,则确定按钮为灰色,命令不可执行。

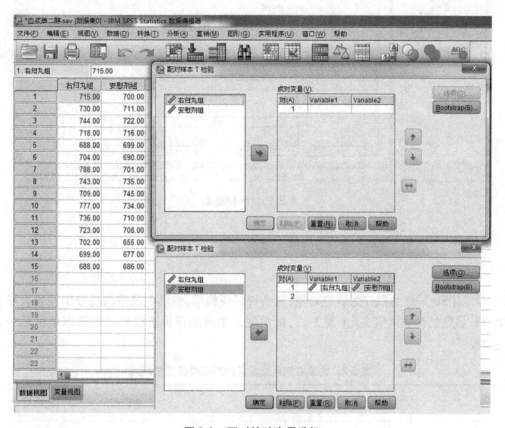

图3-9　配对检验变量选择

3. 运行结果　见图3-10。

答:将右归丸组与安慰剂组两组差值做正态检验(步骤略),结论:$P>0.05$,符合正态分布,因此采用配对样本 t 检验。

H_0:右归丸对女性排卵期的血浆雌二醇无影响。

H_1:右归丸对女性排卵期的血浆雌二醇有影响。

$\alpha=0.05$

$t=2.575$　$df=14$　$P=0.022<\alpha$

结论:在 $a=0.05$ 的检验水平,拒绝 H_0,接受 H_1,差异具有统计学意义,可认为右归丸对女性排卵期的血浆雌二醇有影响。

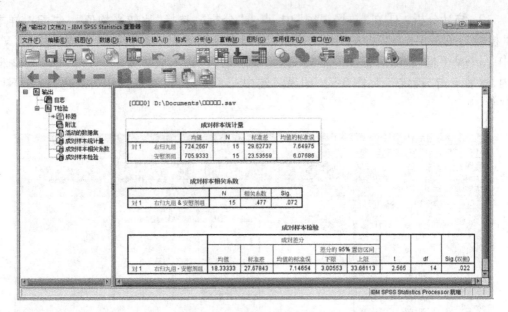

图 3-10 检验结果

练习题

1. 以 SD 雄性大鼠作为研究对象,制备神经痛模型,造模前及造模后分别测量大鼠右侧后肢足底的热痛阈值变化(表 3-2),试用统计学方法评价造模前后的热痛阈值是否发生改变?

表 3-2 大鼠右侧后肢足底的热痛阈值变化(秒)

	造模前	造模后		造模前	造模后
1	15	9.4	6	15.4	9.9
2	14.7	7.8	7	12.2	5.9
3	13.6	6.9	8	13.0	7.1
4	14.4	7.1	9	12.7	6.6
5	13.8	7.9	10	13.3	5.8

答:

2. 观察电针配合中药疗法对成人颈性眩晕患者的椎基底动脉平均血流速度变化的影响,临床随机选取 24 名颈性眩晕患者,分别与治疗前和治疗后测得椎动脉血流速度(cm/s),结果如表 3-3,问该疗法是否影响对颈性眩晕患者的椎基底动脉平均血流速度。

表 3-3 颈性眩晕患者的椎基底动脉平均血流速度(cm/s)

患者编号	治疗前	治疗后	患者编号	治疗前	治疗后
1	43.74	38.52	13	56.07	38.88
2	43.19	36.89	14	49.56	40.22
3	45.11	37.39	15	48.25	30.84
4	46.92	44.04	16	42.30	37.91
5	51.22	47.56	17	39.99	32.65
6	50.15	44.94	18	48.06	40.77
7	55.39	50.25	19	45.28	36.19
8	42.77	32.47	20	46.72	29.87
9	44.79	30.22	21	43.91	33.65
10	47.88	29.56	22	44.04	30.05
11	52.55	44.31	23	50.23	44.23
12	42.01	30.89	24	47.24	32.70

答:

3. 观察普瑞巴林对神经痛大鼠足底机械痛阈值的影响变化(表3-4);请问神经痛大鼠普瑞巴林治疗前后足底机械痛阈值是否存在差异?

表3-4 普瑞巴林治疗前后神经痛大鼠足底机械痛阈值(秒)

编号	治疗前	治疗后	差值 d
1	5.0	10.1	-6.1
2	5.5	10.0	-4.5
3	6.5	12.5	-6.0
4	6.0	13.0	-7.0
5	6.4	10.4	-4.0
6	6.6	10.5	-3.9
7	4.9	13.5	-8.6
8	4.8	9.5	-4.7
9	5.2	12.4	-7.2
10	5.3	11.2	-5.9
11	6.0	9.7	-3.7
12	5.8	10.8	-5.0

答:

4. 为比较两种方法对乳酸饮料中脂肪含量测定结果是否不同,随机抽取了 10 份乳酸饮料制品,分别用脂肪酸水解法和哥特里-罗紫法测定其结果如下表(表 3-5)。问两法测定结果是否不同?

表 3-5　两种方法对乳酸饮料中脂肪含量的测定结果(%)

编号 (1)	哥特里-罗紫法 (2)	脂肪酸水解法 (3)	差值 d (4)=(2)-(3)
1	0.940	0.577	0.363
2	0.691	0.510	0.181
3	0.572	0.501	0.071
4	0.531	0.319	0.212
5	0.693	0.334	0.359
6	0.958	0.511	0.447
7	0.744	0.500	0.244
8	0.733	0.508	0.225
9	1.212	0.972	0.240
10	0.900	0.499	0.401
			2.743

答:

5. 某研究者为比较耳背血和足趾血的白细胞数,调查 12 名成年人,同时采取耳背血和足趾血见下表(表3-6),试比较两者的白细胞数有无不同。

表3-6 成人耳背血和足趾血白细胞数($\times 10^9$/L)

编号	耳背血	足趾血	编号	耳背血	足趾血
1	9.7	6.7	7	4.7	4.6
2	6.2	5.4	8	5.8	4.2
3	7.0	5.7	9	7.8	7.5
4	5.3	5.0	10	8.6	7.0
5	8.1	7.5	11	6.1	5.3
6	9.9	8.3	12	9.9	10.3

答:

第三节　完全随机设计两样本均数比较的 t 检验

例3-3　在探讨中华鳖卵对胰岛素抵抗大鼠糖代谢影响的实验中,测得2组大鼠的餐后2小时血糖如表3-7所示,问两组大鼠餐后血糖是否有差异?

表3-7　2组大鼠餐后血糖(mmol/L)

基础饲料组	14.5	14.1	13	15.6	12.1	14.5	13.7	13.8	14.5	12.2
中华鳖卵饲料组	11.1	10.4	12.5	11.7	10.1	11.9	10.5	10.1	11.5	9.7

SPSS 操作步骤:

1. **数据录入**　①点击"变量视图"界面进入变量定义,在"名称"列下输入"组别"、"餐后血糖"二个变量。②在"组别"变量行中点击"值",弹出"值标签"对话框;在"值"输入"1","值标签"输入"基础饲料组",点击"添加";继续在"值"输入"2","值标签"输入"中华鳖卵饲料组",点击"确定"。③点击"数据视图",在"餐后血糖"下方输入全部的数据;在"组别"下依次输入相应数据对应的组编号1,2。④点击"另存为",选择合适的保存路径,数据命名为"两组大鼠餐后血糖"(图3-11)。

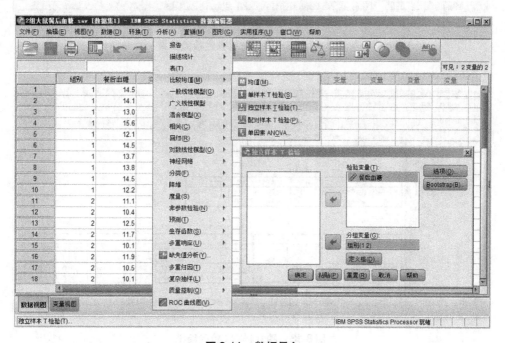

图3-11　数据录入

2. **正态性检验**　结果如图3-12(步骤略)。

3. **方差齐性检验**　结果如图3-13(步骤略)。

4. **独立样本 t 检验**　①点击"分析→比较均值→独立样本 T 检验",弹出对话框。②点击"餐后血糖",点击上部箭头,把"餐后血糖"选入"检验变量列表";点击"组别",点击下部箭头,把"组别"选入"分组变量"。点击"定义组",分别赋予两个组"1"和"2",点击"继续","确定"。

5. 运行结果 见图 3-12,图 3-13。

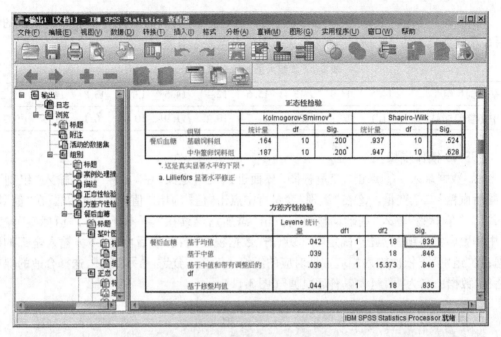

图 3-12 正态性与方差齐性检验结果

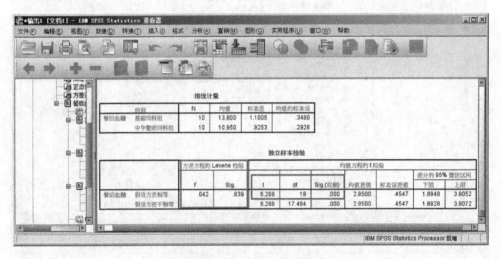

图 3-13 独立样本 t 检验结果

答:根据正态性和方差齐性检验结果,两组 $P > 0.05$,均符合正态分布;两组的方差齐性。

因此采用独立样本 t 检验。

$H_0 : \mu_1 = \mu_2$,两组大鼠餐后血糖无差异。

$H_1 : \mu_1 \neq \mu_2$,两组大鼠餐后血糖有差异。

$t=6.268, P<0.05$(若方差不齐,则读第二行结果)

结论:在 $a=0.05$ 的检验水平,拒绝 H_0,接受 H_1,两组大鼠餐后血糖差异显著。

练习题

1. 研究中草药复方对草鱼血液中红细胞数的影响,以黄连、黄芪、金银花、甘草等组成的中草药复方药饵进行连续 10 天的投喂后。测量草鱼血液中红细胞数,见表 3-8。问中药复方是否对草鱼血液中红细胞数有影响?

表 3-8 不同饲养组草鱼血液中的红细胞数($10^4/mm^3$)

正常饲养组	115	125	123	111	110	106	132	123	128	130
中草药投喂组	155	145	156	138	145	139	151	158	146	152

答:

2. 为比较男女血清谷胱甘肽过氧化物酶(GSH-Px)的活力是否不同,研究者在某大学中随机抽取了男生 12 名,女生 12 名,测得其血清谷胱甘肽过氧化物酶含量(活力单位)如表 3-9。问男女生的 GSH-Px 的活力是否不同?

表 3-9 某大学男女生血清谷胱甘肽过氧化物酶含量(活力单位)

男生组	94.5	94.1	96.5	97.2	94.9	96.4	95.3	94.0	92.3	93.7	94.5	94.9
女生组	92.2	93.6	91.5	92.7	90.8	89.3	92.0	92.5	91.6	90.3	90.5	91.7

答:

3. 把 16 只小鼠随机分为两组，测定胰腺组织 DNA 含量（mg/g），如表 3-10 所示，问两组小鼠的胰腺 DNA 含量是否不同？

表 3-10　两组小鼠胰腺组织 DNA 含量（mg/g）

糖尿病组	11.5	12.1	12.5	13.2	13.9	14.4	15.3	14.0
正常组	12.2	13.6	11.5	12.7	10.8	10.3	12.0	11.1

答：

4. 研究者利用高效液相色谱测定两个不同产地的肉苁蓉中肉苁蓉苷的含量，数据如表 3-11 所示，问他们的肉苁蓉苷含量是否不同？

表 3-11　两个不同产地肉苁蓉中肉苁蓉苷的含量（g/100g）

产地 A	1.5	2.1	2.5	3.2	3.9	1.4	3.3	5.2
产地 B	5.2	3.5	5.5	4.7	4.8	2.3	6.0	5.1

答：

5. 观察 A、B 两种镇痛药物等剂量在产妇分娩中的效果，镇痛时间见表 3-12，问两种药物的镇痛效果是否相同？

表 3-12　两种不同药物在分娩中的镇痛时间（min）

A 药物	100	125	113	115	109	145	132	115	128	127
B 药物	124	143	155	138	115	159	125	136	115	118

答：

第四章 方差分析

方差分析是多样本计量资料常用的统计分析方法,要求满足独立性、正态性和方差齐性。独立性是对样本的要求,体现在科研设计中。正态性是对数据的要求,可应用正态性检验来判断;符合正态分布的进行方差分析,不符合正态分布的改做多样本秩和检验。方差齐性也是对数据的要求,但在运用统计软件进行统计分析时要求不是很严格,方差不齐时亦可用于检验,主要用于多重比较方法的选择。

第一节 完全随机设计多样本单因素方差分析

例 4-1 在探讨石斛合剂降糖作用的实验中,测得 3 组动物每日进食量如表 4-1,请问 3 组动物每日进食量是否不同?

表 4-1 3 组动物每日进食量(mg/g)

正常组	糖尿病组	治疗组	正常组	糖尿病组	治疗组
25.5	46.1	26.9	25.5	37.9	26.6
22.1	45.4	27.1	29.7	39.5	28.9
29.0	42.5	28.7	21.8	43.1	23.7
24.6	47.7	29.3	23.5	44.5	26.1
30.1	40.1	34.4	30.2	40.1	34.6

SPSS 操作步骤:

1. 数据录入 ①点击变量视图界面进入变量定义,在"名称"列下输入"组别"、"进食量"二个变量。②在"组别"变量行中点击"值",弹出"值标签"对话框;在"值"输入"1","值标签"输入"正常组",点击"添加";继续在"值"输入"2","值标签"输入"糖尿病组",点击"添加";继续在"值"输入"3","值标签"输入"治疗组",点击"添加",点击"确定",见图 4-1。③点击"数据视图",在"进食量"下方输入全部的数据;在"组别"下依次输入相应数据对应的组编号 1,2,3。④点击"另存为",选择合适的保存路径,数据命名为"三组动物每日进食量"。

2. 正态性检验及方差齐性检验 ①点击分析→描述统计→探索,弹出对话框。②点击"进食量",点击上部箭头,把"进食量"选入"因变量列表";点击"组别",点击下部箭头,把"组别"选入"因子";点击"绘制",勾选"带检验的正态图",levene 检验中选择"不变换"。点击"确定"。

3. 单因素方差分析 ①点击分析→比较均值→单因素 ANOVA,弹出单因素方差分析对话框。②点击"进食量",点击上部箭头,把"进食量"选入"因变量列表";点击"组别",点击下部箭头,把"组别"选入"因子"。③点击右侧"选项",勾选"描述","方差同质

性检验"。④继续点击右侧"两两比较"。勾选"LSD","S-N-K","Games-Howell",点击
"继续","确定",见图4-1。

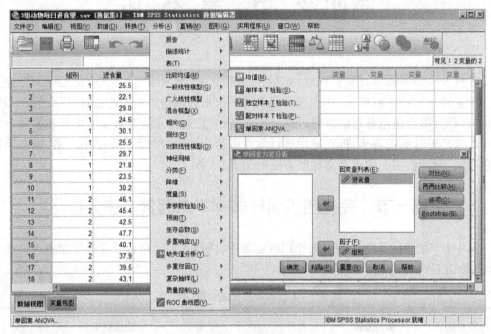

图4-1　数据录入

4. 运行结果　见图4-2,图4-3。

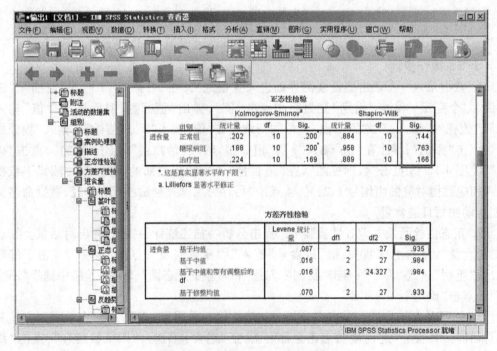

图4-2　正态性与方差齐性检验结果

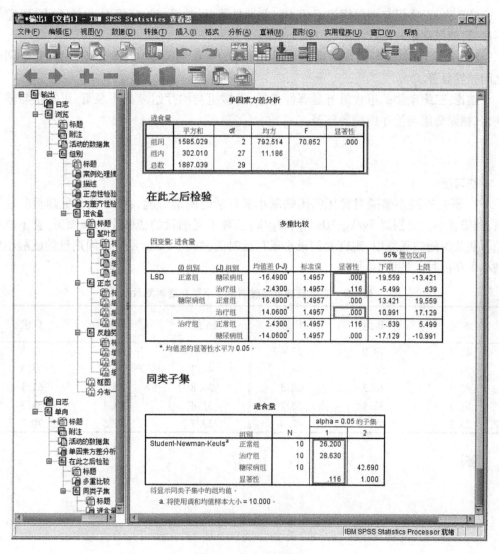

图4-3　方差分析结果

答:根据正态性和方差齐性检验结果,各组 $P>0.05$,均符合正态分布;基于均值的 $P>$ 0.05,各组的方差齐。

因此采用单因素方差分析。

$H_0:\mu_1=\mu_2=\mu_3$,三组动物进食量无差异。

$H_1:\mu_1 \smallsetminus \mu_2 \smallsetminus \mu_3$ 不等或不全相等,三组动物进食量有差异。

$\alpha=0.05$

$F=70.852,P<0.05$

结论:在 $\alpha=0.05$ 的检验水平,三组动物进食量有显著差异。

要进一步了解哪两组进食量有差别,可采用两两比较(多重比较)。因本例数据符合方差齐性,故采用方差齐的两两比较方法:LSD 法或 SNK 法(如数据不符合方差齐性,则采用 Games-Howell 方法进行两两比较)。

LSD 法:正常组与糖尿病组 $P<0.05$,差异显著;正常组与治疗组 $P=0.116>0.05$ 差异不显著;糖尿病组与治疗组 $P<0.05$,差异显著。

S-N-K 法:正常组与治疗组聚类为同一子集,$P=0.116>0.05$,差异不显著,其余两组之间差异显著。

结论:三组动物的进食量有显著性差异;正常组与治疗组差异不显著,正常组与糖尿病组,糖尿病组与治疗组差异显著。

练习题

1. 研究硫酸小檗碱对常压密闭缺氧小鼠存活时间的影响,将 30 只小鼠随机分成三组,雌雄各半。分别以 5g/kg、10g/kg、20g/kg 三种不同剂量的硫酸小檗碱灌胃,置于放有钠石灰的密闭缺氧瓶中,观察并记录小鼠存活时间,如表 4-2 所示。不同剂量的硫酸小檗碱小鼠存活时间是否不同?

表 4-2 三种硫酸小檗碱剂量下小鼠存活时间(h)

A 组	B 组	C 组	A 组	B 组	C 组
45.7	49.9	77.4	45.4	44.4	75.8
34.5	58.2	74.1	40.3	58.5	73.5
42.9	46.3	68.3	36.8	57.4	62.1
31.2	53.1	76.7	31.4	53.1	69.3
33.2	55.9	82.4	32.7	47.5	70.7

答:

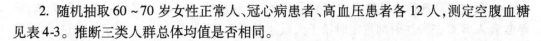

2. 随机抽取 60～70 岁女性正常人、冠心病患者、高血压患者各 12 人,测定空腹血糖见表4-3。推断三类人群总体均值是否相同。

表4-3　三类人群空腹血糖(mmoL/L)

正常组	冠心病组	脂肪肝组	正常组	冠心病组	脂肪肝组
4.33	6.23	5.26	4.38	6.20	5.43
4.65	6.26	6.78	4.07	5.45	5.85
4.24	5.56	5.90	4.35	4.69	6.49
4.17	4.67	5.37	4.77	5.34	5.12
4.57	4.84	5.67	4.53	5.59	5.72
4.44	5.35	6.24	4.90	4.79	6.23

答:

3. 用不同铅浓度的饲料喂养大鼠,30 天后测定大鼠脑内铅含量,结果见表4-4。不同铅浓度对大鼠脑铅含量的影响是否不同?

表4-4　不同铅浓度饲料喂养的大鼠脑铅含量(10^{-4}μmol/L)

正常组	低剂量组	高剂量组	正常组	低剂量组	高剂量组
4.1	5.7	5.6	3.4	5.5	6.4
4.5	5.1	6.8	3.3	5.2	6.4
4.1	5.1	5.9	4.0	5.5	6.8
3.7	4.9	5.3	4.9	5.2	6.9
3.5	4.8	5.7	4.7	4.3	6.1

答:

4. 研究不同剂量的雌激素注射对同年龄、同品系的未成年大鼠子宫重量的影响,将雌激素 A、B、C 三种注射剂量定时给予大鼠注射,14 天后测定各组大鼠子宫重量,结果见表 4-5。雌激素 A、B、C 三种注射剂量对大鼠子宫重量的影响是否不同?

表 4-5 不同剂量雌激素注射后的大鼠子宫重量(g)

A 剂量	B 剂量	C 剂量	A 剂量	B 剂量	C 剂量
45	57	78	49	64	69
52	51	68	63	85	65
44	63	89	71	90	61
75	55	59	55	77	59
68	78	93	57	89	79

答:

5. 研究母乳与配方奶粉喂养的不同方式对初生至满月婴儿体重增长量(kg)的影响,如表 4-6 所示,问三种喂养方式下婴儿体重增长量是否不同?

表 4-6 不同喂养方式下满月婴儿的体重增长量(kg)

纯母乳喂养	母乳+奶粉混合喂养	纯配方奶粉喂养	纯母乳喂养	母乳+奶粉混合喂养	纯配方奶粉喂养
1.5	2.2	2.9	1.8	2.5	1.7
2.3	2.1	2.6	1.5	3.0	1.9
1.1	1.6	3.3	1.3	2.1	1.9
1.6	1.9	2.4	2.4	1.7	2.4
2.2	1.8	1.9	2.1	2.6	2.2

答:

第二节　随机区组设计资料的双因素方差分析

例 4-2　根据医生临床经验,胰岛素在降低血糖的同时会引起体重的增加。因此,某课题组想通过动物实验对此做一个初步的探索,选取了 60 只造模成功的糖尿病成年 SD 大鼠,按体重相近、月龄相同的 3 只分为一窝。每组的 3 只大鼠随机分配到 A 胰岛素组、B 胰岛素组和 C 胰岛素组。4 周后,记录每只大鼠的体重变化(g),数据如下表(表 4-7),试问不同胰岛素增加体重的作用是否不同。

表 4-7　3 组 SD 大鼠的体重变化/(g)

窝别	A 胰岛素组	B 胰岛素组	C 胰岛素组	窝别	A 胰岛素组	B 胰岛素组	C 胰岛素组
1	8.85	14.23	8.86	11	10.88	9.48	4.63
2	10.96	13.04	2.68	12	10.75	14.02	1.26
3	9.58	11.37	6.17	13	9.36	10.88	4.89
4	10.42	6.81	6.01	14	9.77	7.22	3.96
5	12.77	10.87	3.92	15	8.13	12.37	6.79
6	6.61	8.6	4.08	16	7.56	9.5	6.33
7	9.44	10.54	7.03	17	8.44	9.87	2.29
8	8.2	12.39	5.75	18	10.71	8.1	6.67
9	12.93	8.38	1.85	19	9.67	9.37	3.72
10	9.5	12.23	3.81	20	10.91	10.92	4.57

SPSS 操作步骤:

1. 数据录入　①点击变量视图界面进入变量定义,在"名称"列下输入"组别"、"窝

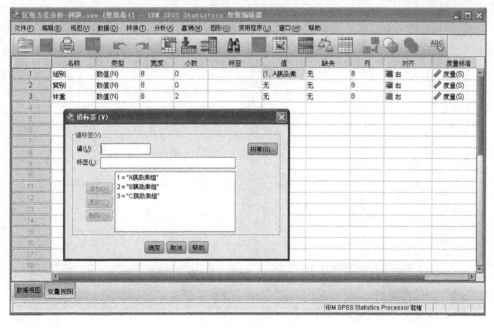

图 4-4　定义变量

别"、"体重"三个变量。②在"组别"变量行中点击"值",弹出"值标签"对话框;在"值"输入"1","值标签"输入"A 胰岛素组",点击"添加";继续在"值"输入"2","值标签"输入"B 胰岛素组",点击"添加";继续在"值"输入"3","值标签"输入"C 胰岛素组",点击"添加",点击"确定",见图 4-4。③点击"数据视图",在"体重"下方输入全部的数据;在"组别"、"窝别"下依次输入相应数据对应的编号,见图 4-5。④点击"另存为",选择合适的保存路径,数据命名为"三组 SD 大鼠的体重变化"。

2. 正态性检验　结果如图 4-6(步骤略)。

3. 方差齐性检验　结果如图 4-6(步骤略)。

	组别	窝别	体重	变量	变量	变量	变量
1	1	1	8.85				
2	2	1	14.23				
3	3	1	8.86				
4	1	2	10.96				
5	2	2	13.04				
6	3	2	2.68				
7	1	3	9.58				
8	2	3	11.37				
9	3	3	6.17				
10	1	4	10.42				
11	2	4	6.81				
12	3	4	6.01				
13	1	5	12.77				
14	2	5	10.87				
15	3	5	3.92				
16	1	6	6.61				
17	2	6	8.60				
18	3	6	4.08				
19	1	7	9.44				
20	2	7	10.54				
21	3	7	7.03				
22	1	8	8.20				
23	2	8	12.39				
24	3	8	5.75				
25	1	9	12.93				
26	2	9	8.38				
27	3	9	1.85				
28	1	10	9.50				
29	2	10	12.23				

图 4-5　数据输入

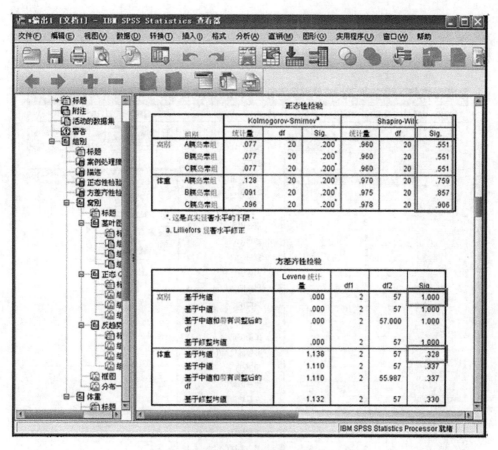

图 4-6　正态性检验和方差齐性检验结果

4. 随机区组的方差分析　①点击分析→一般线性模型→单变量,弹出单变量方差分析对话框,见图4-7。②点击"体重",把"体重"选入"因变量"框;点击"组别、窝别",把"组别、窝别"选入"固定因子"框,见图4-8。点击"确定"。③点击"模型",选择"设定",在构建项下拉列表中选用"主效应",把"组别、窝别"从"因子与协变量"框一个个选入"模型"框,见图4-9,点击继续。④点击"两两比较",把"组别、窝别"选入"两两比较"框,选 LSD、Games-Howell,见图4-10,点击"继续"。⑤点击"选项",把"组别、窝别"选入"显示均值"框,选"比较主效应",输出选"描述统计",见图4-11,点击"继续"。

5. 结果解读　见图4-12。

答:根据正态性和方差齐性检验结果,各组 $P>0.05$,均符合正态分布;基于均值的 $P>0.05$,各组的方差齐。

因此采用随机区组设计资料的双因素方差分析。

（1）建立假设

问题1:组别　各组体重是否有差别? 即不同胰岛素对大鼠体重的影响是否一致?

$H_0:\mu_1=\mu_2=\mu_3$,即不同胰岛素对大鼠体重增加的总体均数相等;

$H_1:\mu_1 \ _\vee \mu_2 \ _\vee \mu_3$有不等或全不等,即不同胰岛素对大鼠体重增加的总体均数有不等或全不等;

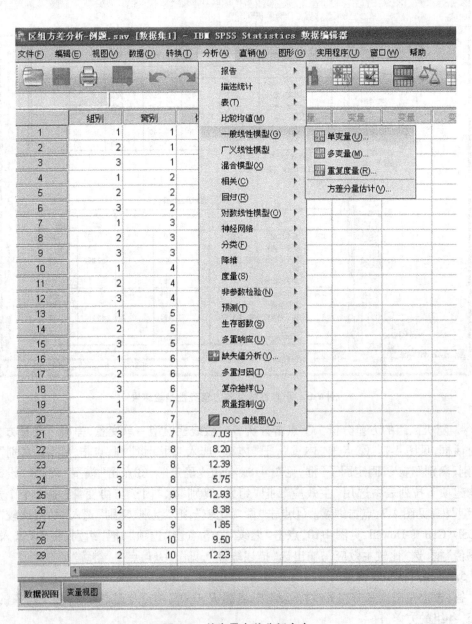

图 4-7 单变量方差分析命令

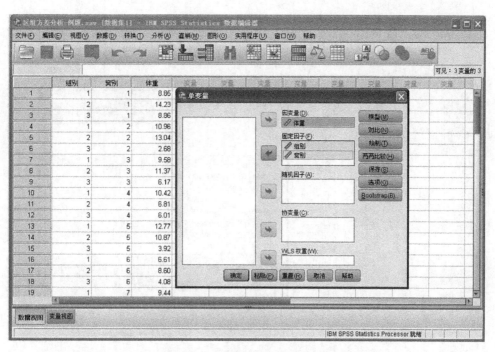

图 4-8　单变量方差分析变量选择

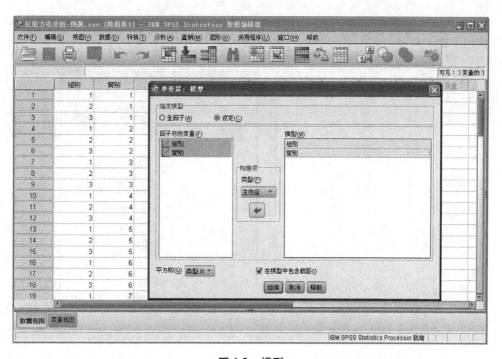

图 4-9　模型

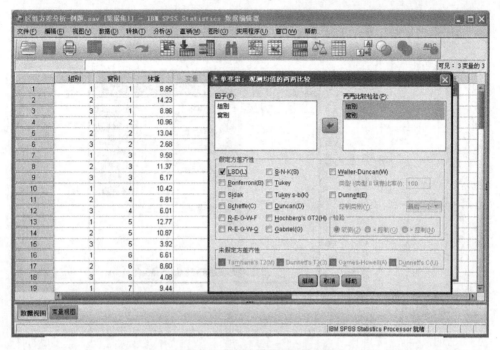

图 4-10　观测均值的两两比较

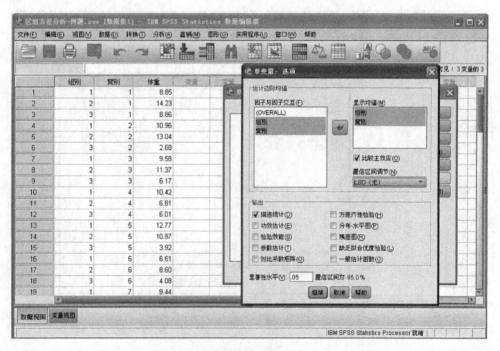

图 4-11　选项

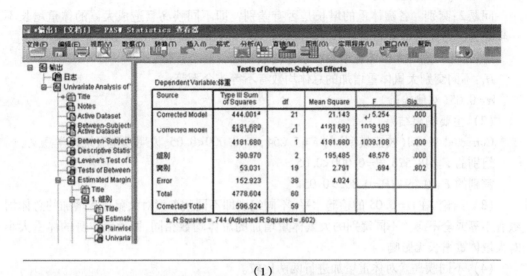

（1）

Estimated Marginal Means

1. 组别

Estimates

Dependent Variable:体重

组别			95% Confidence Interval	
	Mean	Std. Error	Lower Bound	Upper Bound
A膜岛索组	9.772	.449	8.864	10.680
B膜岛索组	10.510	.449	9.601	11.418
C膜岛索组	4.764	.449	3.855	5.672

Pairwise Comparisons

Dependent Variable:体重

(I) 组别	(J) 组别	Mean Difference (I-J)	Std. Error	Sig.	95% Confidence Interval for Difference^a	
					Lower Bound	Upper Bound
A膜岛索组	B膜岛索组	-.737	.634	.252	-2.022	.547
	C膜岛索组	5.008*	.634	.000	3.724	6.293
B膜岛索组	A膜岛索组	.737	.634	.252	-.547	2.022
	C膜岛索组	5.746*	.634	.000	4.462	7.030
C膜岛索组	A膜岛索组	-5.008*	.634	.000	-6.293	-3.724
	B膜岛索组	-5.746*	.634	.000	-7.030	-4.462

Based on estimated marginal means

a. Adjustment for multiple comparisons: Least Significant Difference (equivalent to no adjustments).

*. The mean difference is significant at the .05 level.

（2）

图 4-12 分析结果

$\alpha = 0.05$(双侧检验)。

问题2:窝别 各窝体重的增长是否有差别? 即不同胰岛素造成大鼠的体重增长不一致是否因为大鼠本身的体重不同造成的?

H_0:不同窝别的大鼠体重增加的总体均数相等;

H_1:不同窝别大鼠体重增加的总体均数有不等或全不等;

$\alpha = 0.05$(双侧检验)。

(2) 主要输出结果

Corrected Model(校正模型)的 $F = 5.254$, $P = 0.000 < 0.05$,说明模型有统计学意义。

组别的 $F = 48.576$, $P = 0.000 < 0.05$。

窝别的 $F = 0.694$, $P = 0.802 > 0.05$。

(3) 结论:在 $\alpha = 0.05$ 的检验水平,不同组别即不同胰岛素对大鼠体重增加的总体均数有不等或全不等。不同窝别的大鼠体重增加的总体均数相同,即大鼠本身的体重大小对大鼠体重增长无影响。

(4) 不同胰岛素对体重增加进行两两比较。

$P_{A胰岛素组-B胰岛素组} = 0.252 > 0.05$

$P_{A胰岛素组-C胰岛素组} = 0.000 < 0.05$

$P_{B胰岛素组-C胰岛素组} = 0.000 < 0.05$

结论:A 胰岛素与 B 胰岛素对大鼠体重增加的差别无统计学意义,A 胰岛素与 C 胰岛素、B 胰岛素与 C 胰岛素对大鼠体重增加的差别有统计学意义。A 胰岛素、B 胰岛素对大鼠体重的增加效果极显著高于 C 胰岛素;A 胰岛素、B 胰岛素对大鼠体重的增加没有统计学意义。

练习题

1. 为了探讨中医、西医、中西医结合疗法治疗突发性耳聋的疗效差异,某地区开展了一个多中心临床试验。将某月新发患者 27 名按年龄从低到高分为 9 个区组。每个区组的 3 名患者随机分到 3 个组:中医组、西医组、中西医结合组。1 个月后测量患者听力提升情况(单位:分贝)如表4-8。分析三种疗法治疗突发性耳聋的疗效是否有区别。

表4-8　三组患者治疗听力提升情况(分贝)

年龄组	疗法		
	中医	西医	中西医结合
10 岁以下	10.74	13.86	20.65
10 ~	12.25	15.54	11.83
20 ~	4.53	17.82	25.81
30 ~	1.95	5.31	14.52
40 ~	7.82	8.23	21.21
50 ~	9.20	14.21	19.20
60 ~	8.78	9.02	11.85
70 ~	12.25	8.54	13.92
80 及以上	3.86	10.34	12.35

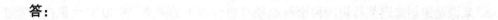

答：

2. 某课题组为了研究甲、乙、丙三种治疗方法对原发性血小板减少症的效果。门诊选择 18 名原发性血小板减少症患者按年龄相近的原则分配到 6 个区组,每个区组的 3 名患者随机分配到甲、乙、丙三个治疗组,治疗后血小板升高的情况如表 4-9,问三种治疗方法的疗效是否有差别?

表 4-9 三组血小板升高值(10^9/L)

年龄组	甲组	乙组	丙组
1	3.50	7.40	10.10
2	4.30	7.40	14.00
3	7.30	11.30	16.20
4	8.30	10.30	16.80
5	6.10	9.20	15.10
6	5.90	8.00	15.50

答：

3. 某课题组想知道某药物四种给药途径对血药浓度的效果,将 20 只大鼠按体重相近的原则将分配到 5 个重量区组,每个重量区组的 4 只大鼠随机分配到甲、乙、丙、丁四个给药途径组,给药后检测血药浓度(mmol/L)得到的数据如表 4-10,四种给药途径的血药浓度是否有差别?

表 4-10　四种给药途径用药后的血药浓度(mmol/L)

重量区组	甲	乙	丙	丁
1	72	90	66	75
2	81	88	72	81
3	83	79	71	81
4	82	91	76	68
5	81	84	71	79

答:

4. 为了比较正确评价 A、B、C 这 3 种蛋白质饲料的营养价值,研究人员从 10 窝兔子,每窝中分别选取性别、体重相近的 3 只,采用随机分配的方法将 3 只分到 3 个饲料组中,饲养 2 个月后,测得他们体重增加量如表 4-11 所示,试问:3 种饲料的营养价值是否有差异?

表 4-11 3 种蛋白质饲料养家兔增加重量(kg)

区组号	饲料种类		
	A	B	C
1	2.7	3.4	4.1
2	3.0	4.1	3.9
3	2.2	3.4	3.3
4	3.9	4.2	4.6
5	3.2	4.1	4.9
6	3.6	3.2	3.1
7	3.3	2.3	2.9
8	2.9	4.0	4.0
9	3.5	3.3	3.6
10	3.1	3.8	4.6

答:

5. 欲研究不同海拔高度的血氨值(μmol/L),选择了 33 名战士,按年龄、体重相近原则分为 11 个区组,每个区组 3 名战士按随机分配的方法分到平原组、2500 米组和 5000 米组,测得这 33 名战士的血氨值见表 4-12,试分析不同海拔高度对血氨值的影响是否有差异。

表 4-12 不同海拔高度的血氨值(μmol/L)

区组	平原组	2500 米组	5000 米组
1	32.0	40.1	31.7
2	36.2	31.5	43.1
3	39.8	36.7	45.6
4	38.3	41.1	54.4
5	41.9	35.3	46.2
6	34.5	48.2	57.4
7	40.2	39.7	47.8
8	32.4	37.8	39.4
9	35.1	38.7	40.9
10	33.0	51.2	44.5
11	44.5	33.6	46.1

答:

第三节 重复测量计量资料方差分析

例4-3 为了研究中医针灸减肥和西药减肥的效果是否不同,以及肥胖患者服药后不同时间的体重随时间的变化情况。将20名肥胖患者随机分为两组,一组予以针刺治疗,另一组给予西药治疗,疗程为6个月。在治疗期间禁用任何影响体重的药物,而且被试对象行为、饮食、运动与服药前的平衡期均保持一致。得到资料如表4-13所示,试问两组的治疗效果是否相同? 两组不同时间的减肥效果是否相同? 以及不同组别和时间对减肥有无交互作用?

表4-13 20名患者接受2种减肥治疗的体重(kg)

组别	被试对象	治疗时间			
		治疗前	治疗2个月	治疗4个月	治疗6个月
针灸组	1	89.5	84.5	82.5	81.8
	2	110.1	103.1	97.7	95.4
	3	68.9	64.3	61.9	59.2
	4	80.7	75.7	74.3	71.8
	5	66.3	62.7	61.1	59
	6	82.3	75.9	72.9	70.8
	7	85.1	79.3	72.7	68.2
	8	73.7	67.3	63.5	62.2
	9	84.1	79.3	74.1	71.3
	10	80.7	75.7	72.5	71
西药组	11	69.9	63.6	62.2	60.8
	12	96.5	90.6	87.8	88.4
	13	81.5	78.4	73.2	70.4
	14	74.9	68.8	63.2	59.6
	15	101	94.8	90.3	86.2
	16	75.5	69.8	70.2	68.2

续表

组别	被试对象	治疗时间			
		治疗前	治疗 2 个月	治疗 4 个月	治疗 6 个月
	17	95.9	86.6	77.8	69.8
	18	89.9	84.4	80.6	74.2
	19	74.2	68	63.4	65.2
	20	70.1	64.8	64.6	60.8

SPSS 操作步骤：

1. 数据录入　①点击变量视图界面进入变量定义，在"名称"列下输入"组别"、"被试对象"、"治疗前"、"治疗 2 个月"、"治疗 4 个月"、"治疗 6 个月"六个变量。②在"组别"变量行中点击"值"，弹出"值标签"对话框；在"值"输入"1"，"值标签"输入"针灸组"，点击"添加"；继续在"值"输入"2"，"值标签"输入"西药组"，点击"添加"，点击"确定"，见图 4-13。③点击"数据视图"，在"治疗前"、"治疗 2 个月"、"治疗 4 个月"、"治疗 6 个月"下方输入全部的数据；在"组别"、"被试对象"下依次输入相应数据对应的编号，见图 4-14。④点击"保存"，选择合适的保存路径，数据命名为"20 名患者接受两种减肥治疗的体重"。

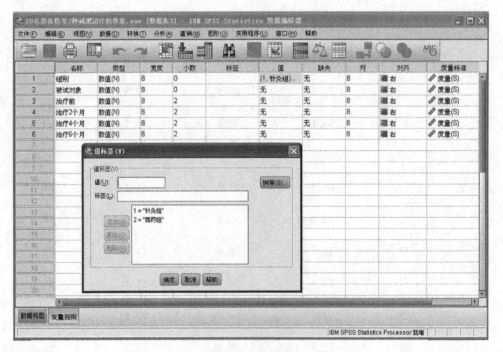

图 4-13　定义变量

2. 正态性检验 结果如图4-15(步骤略)。

3. 方差齐性检验 结果如图4-15(步骤略)。

4. 重复测量的方差分析 ①点击分析→一般线性模型→重复度量,弹出"重复度量定义因子"对话框,见图4-16。②在"被试内因子名称"输入"治疗时间",在"级别数"框中输入4,表示重复测量因子为治疗时间,重复次数为4次,见图4-17。③点击"添加—定义",弹出"重复度量"对话框,在左侧变量框中,将治疗前、治疗2个月、治疗4个月、治疗6个月变量选入"群体内部变量",将"组别"选入"因子列表",见图4-18。④点击"模型",选择"设定"模式,将"治疗时间"选入"群体内模型"框,将"组别"选入"群体间模型",见图4-19,点击"继续"。⑤点击"选项",把"治疗时间、组别"选入"显示均值"框,选"比较主效应",输出选"描述统计",见图4-20。点击"继续"。

5. 结果解读

答:根据正态性和方差齐性检验结果,各组 $P>0.05$,均符合正态分布;基于均值的 $P>0.05$,各组的方差齐性。

因此采用重复测量计量资料方差分析。

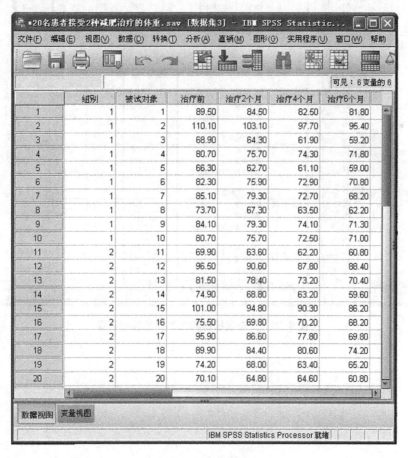

图4-14 数据输入

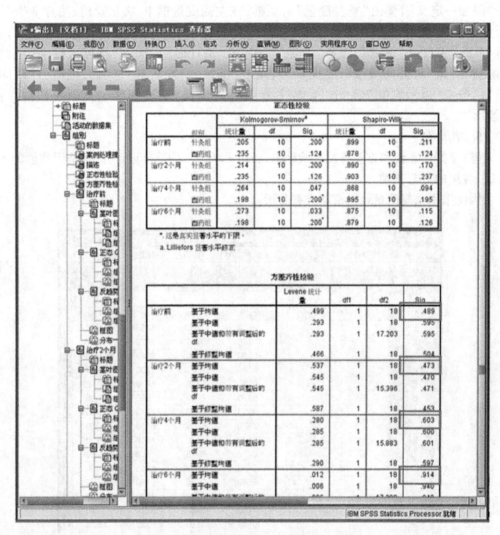

图 4-15　正态性检验和方差齐性检验结果

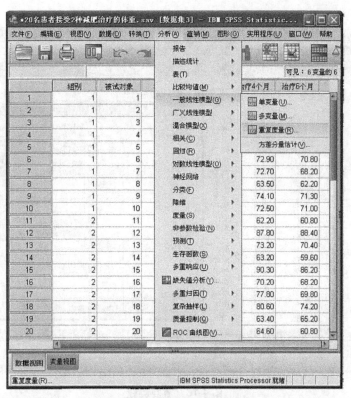

图 4-16　重复度量方差分析命令

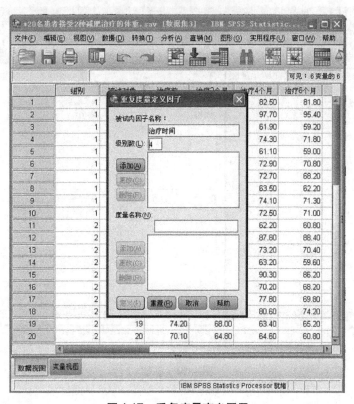

图 4-17　重复度量定义因子

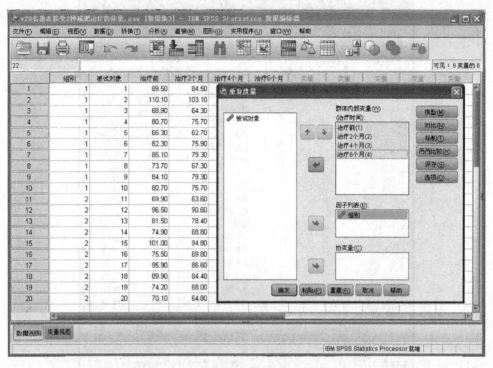

图 4-18 重复测量

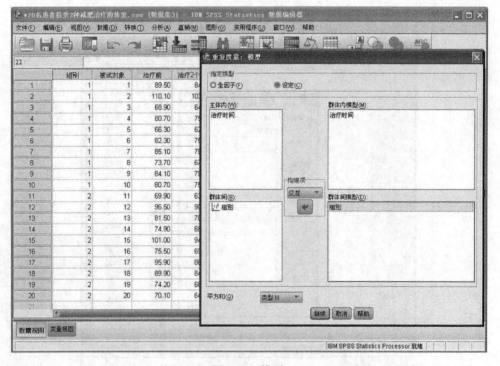

图 4-19 模型

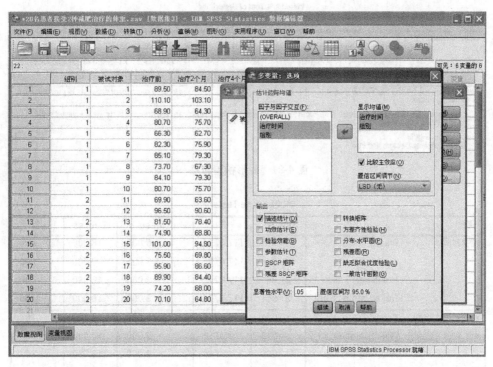

图 4-20 选项

（1）建立假设

问题1:对于组别。

$H_0:\mu_1=\mu_2$,针灸组与西药组的减肥效果相同;

$H_1:\mu_1\neq\mu_2$,针灸组与西药组的减肥效果不同;

$\alpha=0.05$(双侧检验)。

问题2:对于治疗时间。

H_0:各个治疗时间点体重的总体均数相等;

H_1:各个治疗时间点体重的总体均数有不等或全不等;

$\alpha=0.05$(双侧检验)。

问题3:对于组别与与治疗时间的交互作用。

H_0:组别与治疗时间无交互作用;

H_1:组别与治疗时间有交互作用;

$\alpha=0.05$(双侧检验)。

（2）球形检验（图 4-21）

Mauchly's $W=0.062$,近似$\chi^2=46.602$,$P=0.000<0.05$,故拒绝球形对称的假设,说明数据不满足球形对称性。能否进一步开展多元方差分析,取决于球形检验的结果,本例题拒绝了球形对称的假设,因此可以进一步开展多元方差分析。

（3）方差分析结果（图 4-22,图 4-23）

对于治疗时间:$F=117.072$,$P=0.000<0.05$。

对于交互作用:组别与治疗时间:$F=0.471$,$P=0.707>0.05$。

Mauchly's Test of Sphericity[b]

Measure:MEASURE_1

Within Subjects Effect	Mauchly's W	Approx. Chi-Square	df	Sig.	Epsilon[a]		
					Greenhouse-Geisser	Huynh-Feldt	Lower-bound
治疗时间	.062	46.602	5	.000	.421	.464	.333

Tests the null hypothesis that the error covariance matrix of the orthonormalized transformed dependent variables is proportional to an identity matrix.

a. May be used to adjust the degrees of freedom for the averaged tests of significance. Corrected tests are displayed in the Tests of Within-Subjects Effects table.

b. Design: + 组别
Within Subjects Design: 治疗时间

图 4-21　球形检验结果

Multivariate Tests[b]

Effect		Value	F	Hypothesis df	Error df	Sig.
治疗时间	Pillai's Trace	.956	117.072[a]	3.000	16.000	.000
	Wilks' Lambda	.044	117.072[a]	3.000	16.000	.000
	Hotelling's Trace	21.951	117.072[a]	3.000	16.000	.000
	Roy's Largest Root	21.951	117.072[a]	3.000	16.000	.000
治疗时间 * 组别	Pillai's Trace	.081	.471[a]	3.000	16.000	.707
	Wilks' Lambda	.919	.471[a]	3.000	16.000	.707
	Hotelling's Trace	.088	.471[a]	3.000	16.000	.707
	Roy's Largest Root	.088	.471[a]	3.000	16.000	.707

a. Exact statistic

b. Design: + 组别
Within Subjects Design: 治疗时间

图 4-22　多元方差分析结果

Tests of Within-Subjects Effects

Measure:MEASURE_1

Source		Type III Sum of Squares	df	Mean Square	F	Sig.
治疗时间	Sphericity Assumed	1571.199	3	523.733	109.632	.000
	Greenhouse-Geisser	1571.199	1.264	1243.235	109.632	.000
	Huynh-Feldt	1571.199	1.391	1129.744	109.632	.000
	Lower-bound	1571.199	1.000	1571.199	109.632	.000
治疗时间 * 组别	Sphericity Assumed	5.809	3	1.936	.405	.750
	Greenhouse-Geisser	5.809	1.264	4.596	.405	.578
	Huynh-Feldt	5.809	1.391	4.177	.405	.597
	Lower-bound	5.809	1.000	5.809	.405	.532
Error(治疗时间)	Sphericity Assumed	257.967	54	4.777		
	Greenhouse-Geisser	257.967	22.748	11.340		
	Huynh-Feldt	257.967	25.034	10.305		
	Lower-bound	257.967	18.000	14.332		

图 4-23　一元方差分析对重复测量变量及其与分组变量交互效应检验结果

图 4-22 的结果和图 4-23 的结果相互补充。图 4-23 的各因素中的第一行为满足球形假设的一元方差分析的结果,显然,它在本例中是不适用。应当用多元方差分析结果,并参考使用 Greenhouse-Geisser 等校正结果。Greenhouse-Geisser、Huynh-Feldt、Lower-bound 三种校正结果一致,对于治疗时间 P 均小于 0.05,对于组别与治疗时间 P 均大于 0.05(图 4-24)。

Tests of Between-Subjects Effects

Measure:MEASURE_1
Transformed Variable:Average

Source	Type III Sum of Squares	df	Mean Square	F	Sig.
	460439.858	1	460439.858	943.458	.000
组别	.113	1	.113	.000	.988
Error	8784.615	18	488.034		

图 4-24　组间效应方差分析

对于组别:$F=0.000$,$P=0.988>0.05$。

(4)结论:在 $\alpha=0.05$ 的检验水平,说明针灸组与西药组减肥效果相同。不同治疗时间点体重的总体均数有不等或全不等。组别和治疗时间不存在交互作用。

(5)任意两个治疗时间点体重均数之间的两两比较(表 4-14)

表 4-14　成对比较

度量:MEASURE_1

(I)治疗时间	(J)治疗时间	均值差值(I-J)	标准误差	Sig. [a]	差分的95%置信区间[a]	
					下限	上限
1	2	5.660 *	.287	.000	5.056	6.264
	−3	9.215 *	.699	.000	7.746	10.684
	4	11.825 *	1.021	.000	9.680	13.970
2	1	−5.660 *	.287	.000	−6.264	−5.056
	−3	3.555 *	.518	.000	2.467	4.643
	4	6.165 *	.860	.000	4.357	7.973
3	1	−9.215 *	.699	.000	−10.684	−7.746
	−2	−3.555 *	.518	.000	−4.643	−2.467
	4	2.610 *	.494	.000	1.572	3.648
4	1	−11.825 *	1.021	.000	−13.970	−9.680
	−2	−6.165 *	.860	.000	−7.973	−4.357
	3	−2.610 *	.494	.000	−3.648	−1.572

基于估算边际均值

* . 均值差值在 .05 级别上较显著

a . 对多个比较的调整:最不显著差别(相当于未作调整)

结论:在 $\alpha=0.05$ 的检验水平,任意两个治疗时间点体重均数之间的差异均有统计学意义。

练习题

1. 为研究某种中成药与西药治疗慢性乙型肝炎的治疗效果,将 20 名慢性乙型肝炎患者随机分配到中成药组和西药组,检查每一个患者治疗前、治疗 1 个月、治疗 3 个月、治疗 6 个月的谷丙转氨酶(ALT)水平,试验结果如表 4-15。问两种药物对慢性乙型肝炎患者的 ALT 水平影响是否相同?

表 4-15 两组药物治疗慢性乙型肝炎不同时间 ALT 水平(U/L)

分组	观察对象	观察时间			
		治疗前	治疗 1 个月	治疗 3 个月	治疗 6 个月
中成药组	1	192	118	154	132
	2	447	384	265	179
	3	359	107	76	48
	4	206	126	102	47
	5	233	39	62	17
	6	321	33	24	18
	7	117	57	63	59
	8	208	178	143	80
	9	108	228	41	78
	10	107	107	58	56
西药组	11	290	183	34	22
	12	306	201	36	24
	13	132	107	52	70
	14	196	57	123	79
	15	162	76	127	122
	16	141	164	149	42
	17	107	147	74	53
	18	117	131	38	17
	19	367	87	56	24
	20	208	97	135	94

答:

2. 为了研究两种药物降甘油三酯效果,研究者选择了 14 只家兔,随机分配到 A 组、B 组,测得实验前、实验 1 个月、实验 2 个月后的甘油三酯(mmol/L)的值如表 4-16,试分析两组数据处理因素与前后测量时间对家兔甘油三酯浓度的影响。

表 4-16　14 只家兔甘油三酯浓度(mmol/L)

组别	家兔编号	实验前	实验 1 个月	实验 2 个月
A 组	1	4.39	5.66	6.27
	2	4.55	5.70	5.28
	3	4.01	4.79	5.85
	4	4.73	5.60	5.89
	5	4.23	5.32	4.63
	6	4.63	5.58	6.57
	7	4.70	5.29	4.88
B 组	8	4.03	4.32	4.22
	9	4.64	4.23	4.11
	10	4.25	4.61	4.25
	11	4.37	5.00	4.68
	12	3.81	3.86	4.26
	13	4.51	4.53	4.41
	14	4.52	4.20	4.19

答:

3. 为了探讨 A、B 两种不同麻醉剂对无痛胃镜患者术中应激反应的影响是否有差异,按纳入和排除标准选择患者 40 人,随机分为 A 组和 B 组,分别记录两组患者给药前 5min (T0)、胃镜过食道入口后 5min(T1)、退镜后 15min(T2)3 个时间点的平均动脉压(MAP)的数据如表 4-17 所示。问两种麻醉剂对患者术中的 MAP 水平影响是否相同?

表 4-17　40 名患者的 MAP 值(mmHg)

组别	被试对象	T0	T1	T2	组别	被试对象	T0	T1	T2
1	1	93	87	92	2	21	94	88	92
1	2	98	82	93	2	22	96	85	90
1	3	95	84	86	2	23	93	86	97
1	4	97	88	91	2	24	99	88	91
1	5	92	89	92	2	25	96	85	94
1	6	96	84	93	2	26	95	86	95
1	7	100	87	98	2	27	98	91	91
1	8	94	86	89	2	28	96	86	96
1	9	97	85	93	2	29	93	88	89
1	10	91	86	94	2	30	95	85	95
1	11	100	84	92	2	31	94	87	90
1	12	94	87	96	2	32	96	89	89
1	13	94	88	94	2	33	92	84	98
1	14	98	89	95	2	34	95	92	91
1	15	94	91	98	2	35	100	89	93
1	16	100	83	100	2	36	94	87	92
1	17	94	85	92	2	37	97	84	96
1	18	95	88	89	2	38	91	85	93
1	19	102	86	91	2	39	100	90	94
1	20	98	86	97	2	40	94	87	87

答:

4. 为了研究 2 种不同手术方法修复周围神经缺损的神经再生情况,某研究将 12 只 Wistar 大鼠造模后,随机分配到甲、乙组,采用甲、乙两种方法缝合后,测得不同时间点的神经功能指数(PFI)数据如表 4-18,试分析不同缝合方法的神经功能指数有无差别。

表 4-18 2 组大鼠 PFI 指数数据

组别	动物编号	测定时间(天)							
		1	2	4	6	8	10	12	14
甲	1	94.1	93.4	78.6	60.4	57.6	51.4	41.5	39.3
甲	2	97.6	84.9	73.1	56.5	58.4	50.2	40.9	36.6
甲	3	90.3	90.6	75.6	63.2	53.7	47.9	43.3	37.4
甲	4	88.8	88.9	83.7	58.9	55.1	49.4	38.2	41
甲	5	96.1	95.3	80.4	57.3	57.8	50.5	36.6	35.5
甲	6	95.3	85.1	71.8	58.9	54.6	45.8	34.7	39.4
乙	7	91.6	83.8	64.7	46	38.6	36.3	29	28.3
乙	8	92.3	82.1	60.5	42.3	36.5	30.6	33.7	29.2
乙	9	90.9	80.4	63.9	39.9	37.7	33.4	34.3	27.5
乙	10	88.7	76.3	59.9	44.6	36.4	27.6	23.8	34
乙	11	87.3	78	61.1	42.2	31.7	31.7	29.3	32.7
乙	12	90.4	84.8	57.1	44.2	33.6	33.6	31.1	29.5

答:

5. 为比较胸廓切开和胸腔镜检查两种治疗方案对病人 T 细胞值的影响,将 28 名病人随机分为胸廓切开组和胸腔镜检查组两组(1、2)。分别测得两组患者在手术前、手术后 2 天、手术后 7 天的 T 细胞值,试验结果如表 4-19,试比较两种手术方法对病人 T 细胞值的影响是否相同。

表 4-19　两组手术治疗后的 T 细胞值(%)

组别	病人	术前	术后 2 天	术后 7 天
1	1	60	74	70
1	2	80	84	84
1	3	72	69	64
1	4	66	49	72
1	5	68	71	73
1	6	72	68	74
1	7	62	59	66
1	8	82	84	85
1	9	67	81	80
1	10	74	68	71
1	11	80	66	85
1	12	76	78	80
1	13	82	80	85
1	14	66	77	72
2	15	68	69	76
2	16	85	86	87
2	17	64	56	69
2	18	80	78	70
2	19	79	78	72
2	20	75	63	70
2	21	56	50	53
2	22	76	74	80
2	23	78	83	81
2	24	81	88	86
2	25	72	76	77
2	26	53	63	66
2	27	79	83	82
2	28	65	77	70

答:

第五章 χ^2检验

χ^2检验是双向无序列联表的检验方法,检验目的是分析多个样本率/构成比之间是否有显著性差异。如果总例数大于(含等于)40且各个格子的理论值都大于(含等于)5,则应用基础χ^2检验公式,SPSS中对应pearson χ^2检验结果。如果总例数大于(含等于)40且至少有一个格子的理论值大于(含等于)1小于5,则应用连续校正χ^2检验公式,SPSS中对应Continuity Correction χ^2检验结果。如果总例数小于40或者至少一个格子的理论值小于1,则应用精确概率检验法,SPSS中对应Fisher's Exact Test检验结果。以上三种检验方法在四格表检验时,SPSS基础模块会同时给出结果;但对于多行多列的列联表,SPSS基础模块仅给出pearson χ^2检验结果,其他两种检验需要专门的检验模块来完成。

第一节 四格表 χ^2 检验

例5-1 某研究者欲研究比较甲药和乙药两种药物治疗高血压的临床疗效。将320例高血压患者随机分为两组,结果见表5-1。问甲乙两种药物降压的总体有效率是否有差别?

表5-1 甲乙两药降压效果比较(例)

药物	有效	无效
甲药组	135	25
乙药组	129	31

SPSS 操作步骤:

1. 数据录入 ①点击变量视图界面进入变量定义,在"名称"列下输入"组别"、"疗效"、"例数"三个变量。②在"组别"变量行中点击"值",弹出"值标签"对话框;在"值"输入"1","值标签"输入"甲药组",点击"添加";继续在"值"输入"2","值标签"输入"乙药组",点击"添加";点击"确定",见图5-1。同样,在"疗效"变量行中点击"值",弹出"值标签"对话框;在"值"输入"1","值标签"输入"有效",点击"添加";继续在"值"输入"2","值标签"输入"无效",点击"添加";点击"确定"。③点击"数据视图",输入全部的数据,见图5-2。

2. 四格表资料的卡方检验 ①加权:点击数据→加权个案→对频数进行加权,见图5-3。②点击分析→描述统计→交叉表,把"组别"选入"行(S)"、"疗效"选入"列(C)",见图5-4。③点击统计量→选择卡方(H)击继续,见图5-5。④点击单元格→选择观测值(O)、期望值(E)→点击继续→确定,见图5-6。

3. 运行结果 见图5-7。

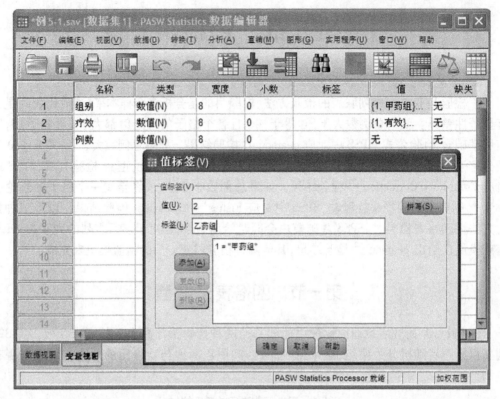

图 5-1 定义变量

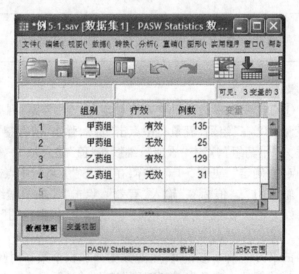

图 5-2 数据录入

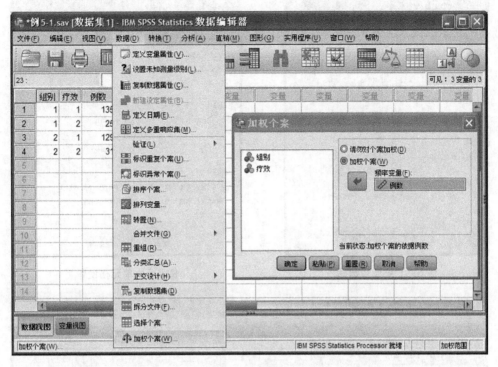

图 5-3　个案加权

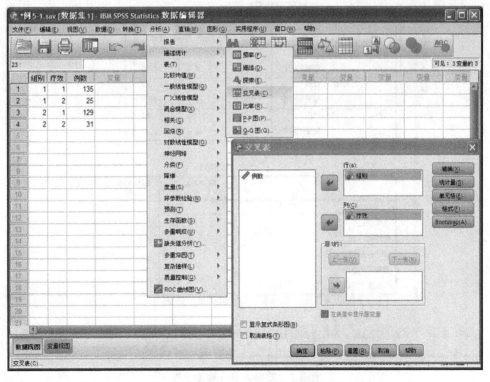

图 5-4　卡方检验命令及变量选择

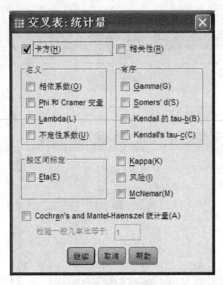

图 5-5 统计量选择

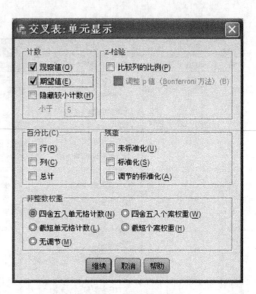

图 5-6 单元格设置

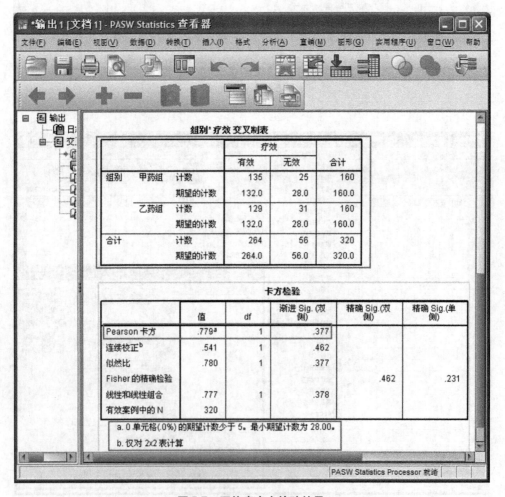

图 5-7 四格表卡方检验结果

答: 采用四格表 χ^2 检验。

H_0:两种降压药的总体有效率无差别。

H_1:两种降压药的总体有效率有差别。

$\alpha = 0.05$(双侧检验)

$T_{11} = 132.0$;$T_{12} = 28.0$;$T_{21} = 132.0$;$T_{22} = 28.0$ $n>40$ and $T>5$

$\chi^2 = 0.779$,$P = 0.377>0.05$

结论: 在 $\alpha = 0.05$ 的检验水平,不拒绝 H_0,尚不能认为两种降压药的总体有效率有差别。

练习题

1. 某医师欲比较经络刮痧疗法与西药治疗原发性痛经的临床疗效,将 120 例原发性痛经患者随机分为两组,结果见表 5-2。问两种治疗方法对治疗原发性痛经的有效率是否有差别?

表 5-2　两种治疗方法对原发性痛经有效率的比较(例)

组别	有效	无效	合计
经络刮痧组	58	6	64
西药对照组	48	8	56
合计	106	14	120

答:

2. 某研究者欲研究运动减肥与药物减肥的疗效,将210例肥胖患者随机分为两组,结果见表5-3。问两种不同减肥方法的减肥效果是否有差别?

表5-3 两种治疗方法对原发性痛经有效率的比较(例)

组别	有效	无效	合计
运动组	108	23	131
药物组	64	15	79
合计	172	38	210

答:

3. 某医师欲比较甲药、乙药治疗咳嗽的临床疗效,将160例咳嗽患者随机分为两组,结果见表5-4。问甲乙两种药物治疗咳嗽的有效率是否有差别?

表5-4 甲乙两种药物治疗咳嗽有效率的比较(例)

组别	有效	无效	合计
甲药组	68	16	84
乙药组	58	18	76
合计	126	34	160

答:

答:

4. 某医院欲比较某新药(试验组)与氢氯噻嗪+地塞米松(对照组)降低颅内压的临床疗效。将 240 例颅内压增高症患者随机分为两组,结果见表 5-5。问两组降低颅内压的总体有效率有无差别?

表 5-5 两组降低颅内压有效率的比较(例)

组别	有效	无效	合计
试验组	108	16	124
对照组	98	18	116
合计	206	34	240

答:

5. 某研究者将病情相似的淋巴系肿瘤患者 80 例随机分为两组,分别用不同的方治进行治疗,结果见表 5-6。试比较两种疗法的总体缓解率有无差别。

表 5-6 两种疗法缓解率的比较(例)

组别	缓解	未缓解	合计
单纯化疗	12	20	32
化疗+中药	24	24	48
合计	36	44	80

答:

第二节 行列表 χ^2 检验

例 5-2 某研究者欲研究甲、乙、丙三种药物治疗高血压的临床疗效。将 209 例高血压患者随机分为三组,结果见表 5-7。问三种药物降压的总体有效率是否有差别?

表 5-7 三种药物降压效果比较

组别	有效	无效	合计
甲药组	60	9	69
乙药组	44	12	56
丙药组	98	6	104
合计	202	27	229

SPSS 操作步骤见例 5-1,运行结果见图 5-8:

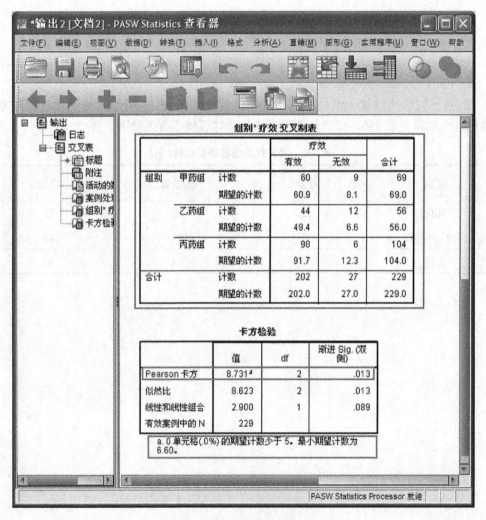

图 5-8 多组卡方检验结果

答:采用多组 χ^2 检验。

H_0:三种降压药的总体有效率相同。

H_1:三种降压药的总体有效率不全相同。

$\alpha = 0.05$(双侧检验)

$n > 40$ and $T > 5$

$\chi^2 = 8.731, P = 0.013 < 0.05$

结论:在 $\alpha = 0.05$ 的检验水平,拒绝 H_0,接受 H_1,根据样本推算,可认为三种降压药的总体有效率不全相同。

要进一步了解哪两种降压药的疗效差异有统计学意义,可采用调整检验水准的方法对多个样本率进行两两比较。

将多个样本率比较的列联表资料经两两分割,整理成多个四格表的形式。如果有 k 个组,就会进行 $m = C_k^2 = \dfrac{k(k-1)}{2}$。次比较,即可分割出 m 个四格表,对每个四格表分别进行卡方检验,操作步骤同例 5-1,结果见表 5-8。

为保证假设检验时犯 I 型错误的总概率 α 不变,须调整检验水平:

$$\alpha' = 1 - \sqrt[m]{1-\alpha}$$

$$m = C_k^2 = \frac{k(k-1)}{2} = \frac{3(3-1)}{2} = 3$$

$$\alpha' = 1 - \sqrt[m]{1-\alpha} = 1 - \sqrt[3]{1-0.05} = 0.017$$

表 5-8 三种药物降压效果的两两比较

对比组	有效	无效	合计	α'	χ^2	P 值
甲药组	60	9	69			
乙药组	44	12	56	0.017	1.555	0.212
合计	104	21	125			
乙药组	44	12	56			
丙药组	98	6	104	0.017	8.940	0.003
合计	142	18	160			
甲药组	60	9	69			
丙药组	98	6	104	0.017	2.772	0.096
合计	158	15	173			

由表 5-8 可见,只有乙、丙两药的降压有效率比较有统计学意义,丙药的有效率高于乙药。

练习题

1. 某医师欲比较 A、B、C 三种方剂治疗女性围绝经期综合征的临床疗效,将 240 例围绝经期综合征患者随机等分为三组,结果见表 5-9。问三种方剂治疗围绝经期综合征的有效率是否有差别?

表 5-9 三种方剂治疗围绝经期综合征的有效率比较(例)

组别	有效	无效	合计
方剂 A	71	9	80
方剂 B	62	18	80
方剂 C	79	1	80
合计	212	28	240

答:

2. 某研究者欲研究颈椎病患病率与职业的相关性,随机调查 271 例不同职业人群颈椎病患病情况,结果见表 5-10。问不同职业颈椎病患病率比较是否有差别?

表 5-10 三种职业椎病发病率的比较(例)

组别	患病人数	未患病人数	合计
IT 行业	91	6	97
教师	72	18	90
农民	64	20	84
合计	227	44	271

答:

3. 某研究者欲研究三种方剂治疗胃溃疡的效果,将 260 名病情相似的患者随机分到三个治疗组,结果见表 5-11。分析三种方剂的治疗效果有无差别。

表 5-11 三种方剂治疗胃溃疡的效果比较(例)

组别	有效	无效	合计
方剂 I	52	28	80
方剂 II	48	37	85
方剂 III	66	29	95
合计	166	94	260

答:

4. 某研究者欲研究急性白血病患者中,儿童与成年人的血型分布情况,如表 5-12 所示。问急性白血病患者儿童与成年人血型分布有无差别?

表 5-12 急性白血病患者儿童与成年人血型分布比较(例)

组别	A 型	B 型	O 型	AB 型	合计
儿童	40	48	42	22	152
成年人	29	40	29	19	117
合计	69	88	71	41	269

答:

5. 某研究者欲研究某中药新配方治疗高血压的疗效,先要了解患者的证型构成情况,将 324 名高血压患者随机分成两组,如表 5-13 所示。问两组患者证型构成情况有无差别?

表 5-13　两组患者证型分布比较(例)

组别	肝阳上亢	肝肾阴虚	痰型内阻	瘀血内停	阴阳两虚	合计
试验组	40	48	42	22	25	177
对照组	29	40	29	19	30	147
合计	69	88	71	41	55	324

答:

第三节　配对 χ^2 检验

例 5-3　为分析中医辨识系统辨识的准确率,对 305 例情志病患者采用中医辨识系统辨识,同时由中医临床专家进行诊断,诊断为肝郁证的结果见表 5-14,推断系统与专家诊断结果是否相同及一致性。

表 5-14　系统与专家诊断结果比较(例)

系统辨识	专家诊断				合计
	肝郁(重)	肝郁(中)	肝郁(轻)	非肝郁	
肝郁(重)	104	8	2	0	114
肝郁(中)	7	101	8	1	117
肝郁(轻)	5	5	55	1	66
非肝郁	1	3	3	1	8
合计	117	117	68	3	305

SPSS 操作步骤：

1. 数据录入 ①点击变量视图界面进入变量定义,在"名称"列下输入"系统辨识"、"专家诊断"、"例数"三个变量。给"系统辨识"、"专家诊断"、变量赋值。②点击"数据视图",输入全部的数据,见图5-9。

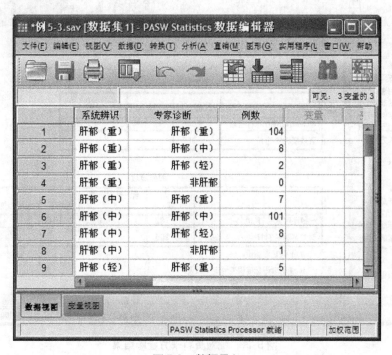

图5-9 数据录入

2. 配对资料的卡方检验 ①加权,操作同例5-1。②点击分析→描述统计→交叉表,把"系统辨识"选入"行(S)"、"专家诊断"选入"列(C)"。③点击统计量→选择 Kappa(K)、McNemar(M),点击继续,见图5-10。

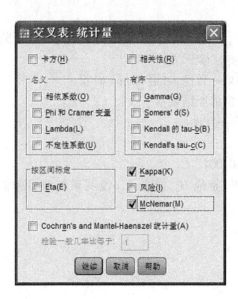

图5-10 统计量选择

3. 运行结果 见图 5-11。

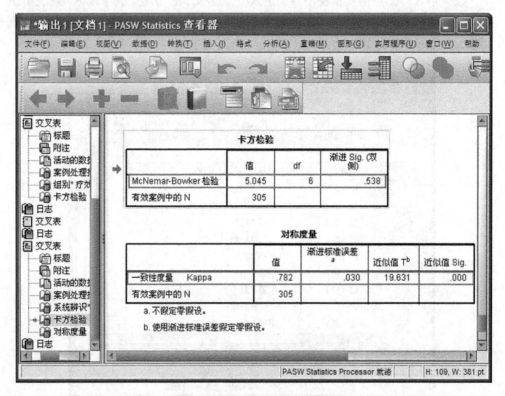

图 5-11 配对资料卡方检验结果

答:(1)推断系统与专家诊断结果是否有差异,采用 McNemar 检验。

H_0:推断系统与专家诊断结果相同,无差异。

H_1:推断系统与专家诊断结果不同,有差异。

$\alpha = 0.05$(双侧检验)

$\chi^2 = 5.045, P = 0.538 > 0.05$

结论:在 $\alpha = 0.05$ 的检验水平,不拒绝 H_0,尚不能推断系统与专家诊断结果有差异,说明中医辨识系统辨识的准确率和专家诊断结果相同。

(2) 推断系统与专家诊断结果一致性,采用 Kappa 检验。

H_0:总体 Kappa$= 0$,系统与专家诊断结果不一致。

H_1:系统与专家诊断结果具有一致性。

$\alpha = 0.05$(双侧检验)

$Kappa = 0.782, z = 19.631, P < 0.001$

结论:在 $\alpha = 0.05$ 的检验水平,拒绝 H_0,接受 H_1,说明系统与专家诊断结果一致性较高。

练习题

1. 某研究者分别采用 A、B 两种方法对 68 名可疑肾病患者的尿蛋白进行测定,结果见表 5-15。问两种方法的检测结果有无差别?

表 5-15 两种方法的检测结果比较(例)

A 法	B 法		合计
	+	−	
+	16	12	28
−	4	36	40
合计	20	48	68

答:

2. 某医院分别采用甲、乙两种方法对 150 例早期乳腺癌患者进行检查,结果见表 5-16。问甲乙两种方法的检查结果有无差别?

表 5-16 两种方法的检查结果比较(例)

甲法	乙法		合计
	检出	未检出	
检出	52	18	70
未检出	40	40	80
合计	92	58	150

答:

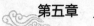

3. 某医院分别采用甲、乙两种方法对 190 例可疑慢性胃炎患者进行检查,结果见表 5-17。问甲乙两种方法的检查结果有无差别?

表 5-17 两种方法的检查结果比较(例)

甲法	乙法		合计
	检出	未检出	
检出	62	28	90
未检出	50	50	100
合计	112	78	190

答:

4. 某研究者开展患者和临床医生对临床疗效评价差异的研究,收集了 170 例围绝经期失眠患者治疗疗效自我评价及医生评价,结果见表 5-18。请推断患者与医生疗效评价结果是否相同及一致性。

表 5-18 患者与医生疗效评价比较(例)

患者评价	医生评价				合计
	痊愈	显效	好转	无效	
痊愈	34	8	2	1	45
显效	7	65	8	1	81
好转	5	5	23	1	34
无效	1	3	3	3	10
合计	47	81	36	6	170

答:

5. 某医院开展甲、乙两种方法检查室壁收缩运动的情况,分别采用甲、乙两种方法对 180 例冠心病患者的室壁收缩运动情况进行检查,结果见表 5-19。试分析两种方法测定的结果是否相同。

表 5-19 两种方法检查室壁收缩运动情况比较(例)

甲法	乙法			合计
	正常	减弱	异常	
正常	70	3	2	75
减弱	0	52	9	61
异常	8	9	27	44
合计	78	64	38	180

答:

第六章 非参数检验

秩和检验是非参数检验中最主要的检验方法,适用于不符合正态分布计量资料和等级资料(或反应变量有序的单向有序列联表)的假设检验。在相同样本量、相同检验水平的情况下,参数检验的效果较高;因此,对于符合正态分布的计量资料因首选参数检验。只有当参数检验的条件不满足时,才可以选择非参数检验。

第一节 单样本秩和检验

例6-1 某医院某医生从其接诊的不明原因牙齿松动患者中随机抽取13例,测其血钙含量(mmol/L),见表6-1。已知该地健康人血钙含量的中位数为2.32(mmol/L),问该地牙齿松动患者钙含量与健康人群是否相同。

表6-1 牙齿松动患者血钙含量(mmol/L)

血钙含量												
2.11	2.08	1.98	2.23	2.15	3.89	2.31	2.29	2.19	2.41	1.69	2.06	1.94

SPSS操作步骤:

1. 数据录入 ①点击变量视图界面进入变量定义,在"名称"列下输入"血钙含量"这个变量。②点击"数据视图",在"血钙含量"栏中输入13个数据。③点击"另存为",选择合适的保存路径,数据命名为"血钙含量值"。

2. 正态检验(步骤略)

3. 单样本秩和检验 ①点击分析→非参数检验→单样本,弹出单样本非参数检验对话框,见图6-1。②点击"字段",选择"血钙含量"转到检验字段,见图6-2。③点击"设置→选择检验(S)→自定义检验",选择"比较中位数和假设中位数(Wilcoxon符合秩检验)(M)",在"假设中位数(H)"中输入2.32,见图6-3。④点击运行。

4. 运行结果 见图6-4。

双击图6-4中决策者结果"拒绝原假设",出现详细分析结果,见图6-5。

答: (1)正态检验:$P=0.000221<0.05$,不符合正态分布。

(2)采用单样本秩和检验。

H_0:牙齿松动患者的血钙含量与该地健康人群相同。

H_1:牙齿松动患者的血钙含量与该地健康人群不同。

$\alpha=0.05$(双侧检验)

$Z=-2.027$,$P=0.043<0.05$。

结论: 在$\alpha=0.05$的检验水平,拒绝H_0,接受H_1,可认为牙齿松动患者血钙含量与该

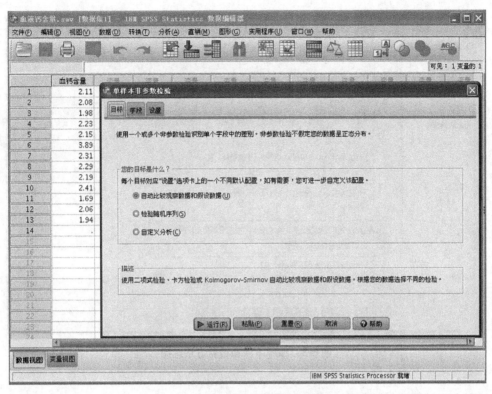

图 6-1 单样本秩和检验对话框

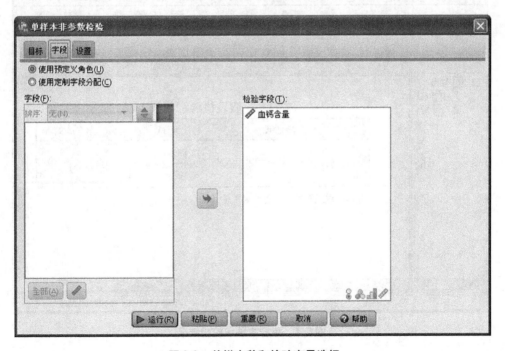

图 6-2 单样本秩和检验变量选择

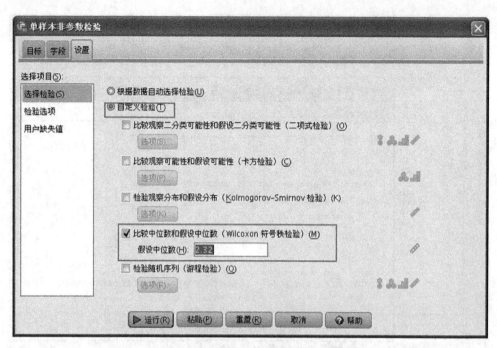

图6-3 单样本秩和检验方法选择

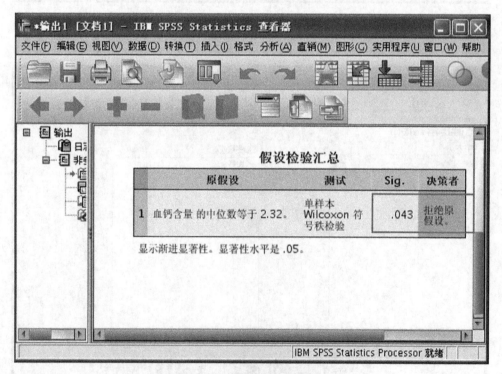

图6-4 单样本秩和检验结果

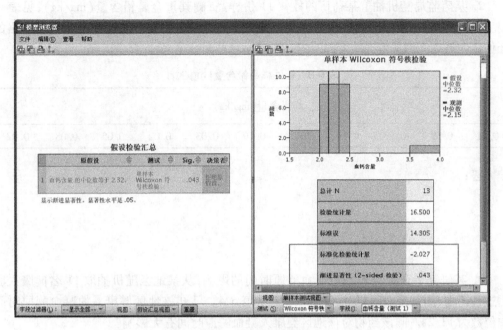

图 6-5　详细分析结果

地健康人群不同。

练习题

1. 某日光灯工厂随机抽取 12 名工人，测其尿汞值(μg/L)，见表 6-2。已知该地健康人群尿汞值的中位数为 8.58 μg/L。问该厂工人尿汞值与健康人群是否有差异？

表 6-2　12 名工人的尿汞值(μg/L)

尿　汞　值											
12.02	8.33	9.64	16.97	9.51	8.92	11.81	10.92	9.09	8.98	9.32	10.87

答：

2. 某药监局随机抽取某药厂的杜仲 11 份样品,测其重金属铅含量(mg/kg),见表 6-3。已知合格的杜仲铅含量中位数为 0.15mg/kg。问该药厂生产的杜仲铅含量与合格的杜仲铅含量有无差异?

表 6-3 杜仲样品铅含量(mg/kg)

铅含量(mg/kg)										
0.21	0.59	0.33	0.24	0.1	0.19	0.03	0.02	0.05	0.08	0.07

答:

3. 某研究者研究某药物对凝血酶原时间的影响,从某地区随机抽取 11 名健康人服用这种药物,测其凝血酶原时间(s),结果见表 6-4。已知该地区健康人的凝血酶原时间中位数为 13.2s。问该药物对该地区健康人凝血酶原时间有无影响?

表 6-4 凝血酶原时间(s)

凝血酶原时间(s)										
13.2	13.1	13.0	13.2	13.4	13.5	12.9	12.8	12.5	12.7	8.9

答:

4. 某药厂生产的麻黄中铅含量(mg/kg),见表 6-5。已知合格的麻黄铅含量中位数为 0.13mg/kg。问该药厂生产的麻黄铅含量与合格的麻黄铅含量有无差异?

表 6-5 麻黄样品铅含量(mg/kg)

铅含量(mg/kg)										
0.05	0.03	0.13	0.24	0.1	0.29	0.05	0.12	0.25	0.18	1.07

答:

5. 某地某工业区随机抽取 11 处饮用水,测其汞含量(μg/L),见表6-6。已知该地饮用水汞含量中位数为 0.13μg/L。问该工业区饮用水汞含量与该地饮用水汞含量有无差异?

表6-6　饮用水汞含量(μg/L)

汞含量(μg/L)										
0.32	0.16	0.15	0.24	0.36	0.29	0.25	0.18	0.25	0.23	1.05

答:

第二节　配对样本秩和检验

例6-2　某研究部门分别用电泳法和离心法,测量 10 名志愿者的血清低密度脂蛋白值(mmol/L),见表6-7,问两种方法的结果有无差异?

表6-7　两种方法测定低密度脂蛋白值(mmol/L)

方法	低密度脂蛋白值									
电泳法	2.82	3.02	2.94	2.68	2.97	3.10	3.28	2.79	3.23	2.87
离心法	2.77	3.15	2.69	2.83	2.99	3.21	3.17	2.71	3.18	0.31

SPSS 操作步骤:

1. 数据录入　①点击变量视图界面进入变量定义,在"名称"列下输入"电泳法"和"离心法"两个变量。②点击"数据视图",分别在"电泳法和离心法"两栏中输入 10 个数据。③点击"另存为",选择合适的保存路径,数据命名为"低密度脂蛋白"。

2. 正态检验(步骤略)

3. 配对秩和检验　①点击分析→非参数检验→相关样本,弹出相关样本非参数检验对话框,见图6-6。②点击"字段",选择"电泳法和离心法"转到检验字段,见图6-7。③点击"设置→选择检验(S)→自定义检验",选择"比较中位数和假设中位数差"下面的"Wilcoxon 配对符号秩(二样本)(W)",见图6-8。④点击运行。

4. 运行结果　见图6-9和图6-10。

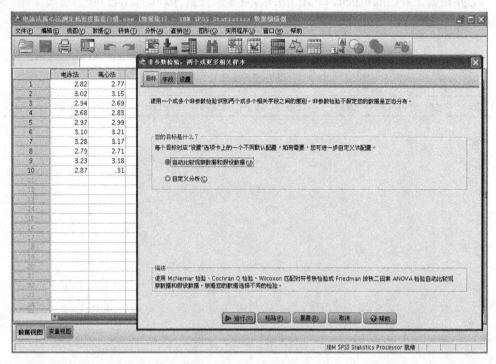

图 6-6　配对秩和检验对话框

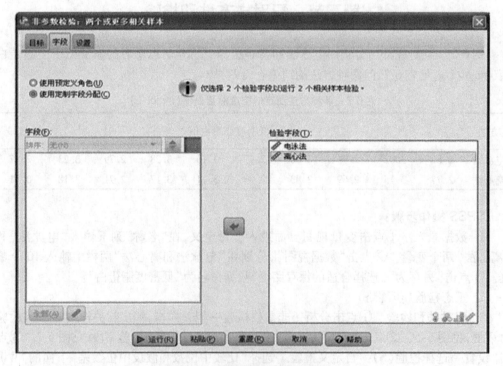

图 6-7　配对秩和检验变量选择

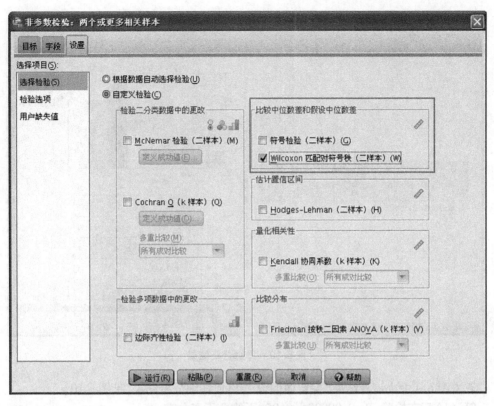

图6-8　配对秩和检验方法选择

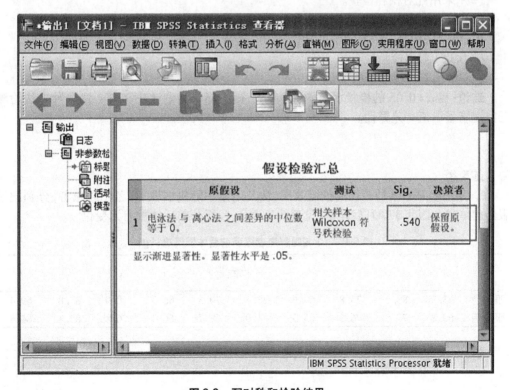

图6-9　配对秩和检验结果

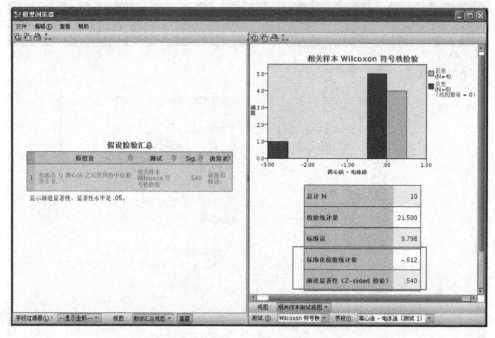

图6-10 详细分析结果

双击图6-9中决策者结果"保留原假设",出现详细分析结果,见图6-10。

答:(1)正态检验:$P=0.000004<0.05$,不符合正态分布。

(2) 采用配对秩和检验。

H_0:电泳法和离心法测低密度脂蛋白值无差异。

H_1:电泳法和离心法测低密度脂蛋白值有差异。

$\alpha=0.05$(双侧检验)

$Z=-0.612,P=0.54>0.05$。

结论:在$\alpha=0.05$的检验水平,不拒绝H_0,尚不能认为电泳法和离心法两种方法检测低密度脂蛋白值有差异性。

练习题

1. 某医生观察某种药物的减肥效果,从其门诊中随机抽取10名肥胖患者,分别记录服药前体重和服药3个月后体重,见表6-8(kg),问服药前后体重有无变化?

表6-8 10名肥胖患者服药前后体重情况(kg)

	体重(kg)									
服药前	65.3	83.8	75.8	69.6	73.5	70.5	66.9	80.9	87.8	69.4
服药后	60.8	70.5	76.3	65.3	71.9	68.7	66.3	76.8	88.1	64.8

答:

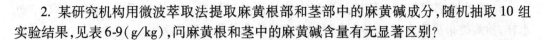

2. 某研究机构用微波萃取法提取麻黄根部和茎部中的麻黄碱成分,随机抽取 10 组实验结果,见表 6-9(g/kg),问麻黄根和茎中的麻黄碱含量有无显著区别?

表 6-9　10 组麻黄根部和茎部麻黄碱含量情况

	麻黄碱含量(g/kg)									
根部	0.12	0.08	0.05	0.01	0.07	0.03	0.47	0.04	0.18	0.09
茎部	0.26	0.15	0.32	0.21	0.33	0.19	0.17	0.22	0.12	1.26

答:

3. 某研究者分别用离子交换法和沉淀法检测重工业区随机抽取的 9 名健康老人尿汞值,见表 6-10(μg/L),问两种方法的结果有无差异?

表 6-10　两种方法测定尿汞值(μg/L)

方法	尿汞值								
离子交换法	0.41	2.12	0.05	5.81	1.22	3.21	0.21	3.84	6.71
沉淀法	0.02	3.15	0.04	0.25	1.23	2.28	0.12	3.74	6.78

答:

4. 某检测部门分别用传统法和新方法检测某工厂废水中含铅量值,随机抽取 10 处水样,检测结果见表 6-11(mg/L),问两种方法检测的结果有无差异?

表 6-11 两种方法测定含铅量值(mg/L)

方法	含铅量值									
传统法	0.62	1.21	0.51	2.68	0.12	3.12	4.28	1.79	3.23	6.87
新方法	0.65	1.32	0.69	2.83	0.05	3.21	4.17	6.02	3.18	6.61

答:

5. 某研究者观察某种药物注射对家兔凝血酶原时间的影响,随机抽取 10 组实验结果,见表 6-12,问注射药物对家兔凝血酶原时间有无影响?

表 6-12 药物注射前后家兔凝血酶原时间(s)

	凝血酶原时间									
注射前	10.5	2.2	5.2	0.56	1.2	3.1	4.2	3.7	6.2	2.5
注射后	2.0	2.3	5.9	1.06	1.5	3.2	4.5	3.1	6.2	2.3

答:

第三节 两样本秩和检验

例 6-3 为探讨汞作业工人体内汞含量的变化,今测得某工厂汞作业和非汞作业工人的血汞值(μmol/L),见表6-13。试分析汞作业工人和非汞作业工人血汞值是否有差异?

表6-13 汞作业工人和非汞作业工人血汞值(μmol/L)

编号	1	2	3	4	5	6	7	8	9	10
汞作业工人	1.78	1.89	1.03	1.05	2.11	2.67	3.19	2.08	1.78	1.85
非汞作业工人	0.55	0.39	0.67	0.05	0.72	0.37	0.41	0.55	1.06	1.96

SPSS 操作步骤:

1. 数据录入 ①点击变量视图界面进入变量定义,在"名称"列下输入"血汞值"和"组别"两个变量。②在"组别"变量行中点击"值",弹出"值标签"对话框;在"值"输入"1","值标签"输入"汞作业工人",点击"添加";继续在"值"输入"2","值标签"输入"非汞作业工人",点击"添加";点击"确定"。③点击"数据视图",在"血汞值"下输入全部的数据;在"组别"下先输10个"1",然后再输10个"2"。④点击"另存为",选择合适的保存路径,数据命名为"两种工人血汞值"。

2. 正态检验(步骤略)

3. 两个独立样本秩和检验 ①点击分析→非参数检验→独立样本,弹出独立样本秩和检验对话框,见图6-11。②点击"字段",选择"血汞值"转到检验字段,选择"组别"转到组字段,见图6-12。③点击"设置→选择检验(S)→自定义检验",选择"比较不同组间的分布"中的"Mann-Whitney U(二样本)(H)",见图6-13。④点击运行。

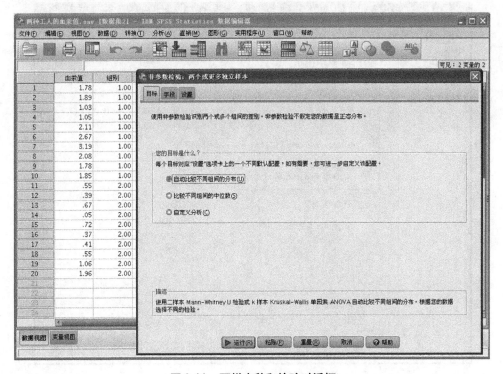

图6-11 两样本秩和检验对话框

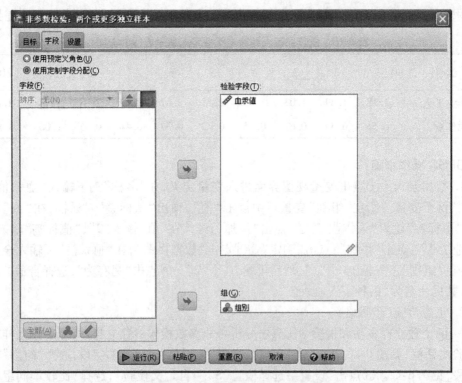

图 6-12　两样本秩和检验变量选择

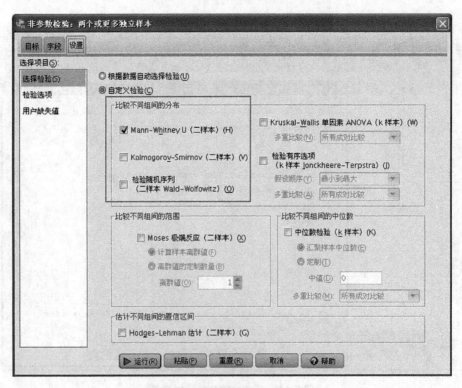

图 6-13　两样本秩和检验方法选择

4. 运行结果,见图6-14和图6-15。

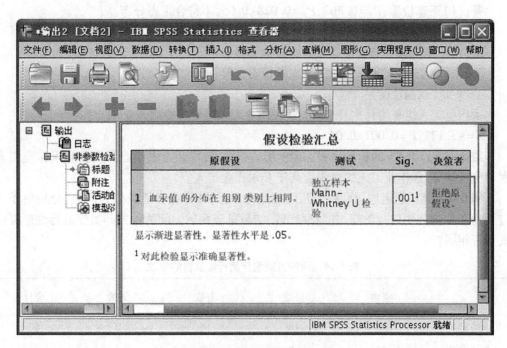

图6-14 两样本秩和检验结果

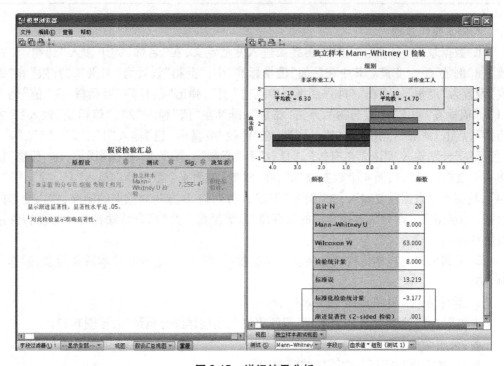

图6-15 详细结果分析

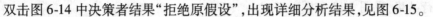

双击图 6-14 中决策者结果"拒绝原假设",出现详细分析结果,见图 6-15。

答:(1)正态检验:$P_1 = 0.402$,$P_2 = 0.028 < 0.05$,不符合正态分布。

(2)采用两样本秩和检验。

H_0:汞作业工人和非汞作业工人血汞值无差异。

H_1:汞作业工人和非汞作业工人血汞值有差异。

$\alpha = 0.05$(双侧检验)

汞作业工人组平均秩次是 14.7,非汞作业工人组平均秩次是 6.3;

$Z = -3.177$,$P = 0.001 < 0.05$。

结论:在 $\alpha = 0.05$ 的检验水平,拒绝 H_0,接受 H_1,可认为汞作业工人和非汞作业工人血汞值有差异,汞作业工人的血汞值高于非汞作业工人。

例 6-4 某课题组应用两种方药治疗流行性感冒,将患者随机分为两组,分别给予 A 方药物和 B 方药物进行治疗,并观察疗效,结果见表 6-14。问两种方药治疗流行性感冒疗效是否相同?

表 6-14 两种方药治疗流行性感冒的疗效

	痊愈	显效	有效	无效	合计
A 方药物	26	18	14	2	60
B 方药物	28	12	16	4	60
合计	54	30	30	6	120

SPSS 操作步骤

1. **数据录入** ①点击变量视图界面进入变量定义,在"名称"列下输入"药物"、"疗效"和"例数"三个变量。其中在后面"度量标准"中,"药物"设置为"名义","疗效"和"例数"设置为"度量"。②在"药物"变量行中点击"值",弹出"值标签"对话框;在"值"输入"1","值标签"输入"A 方药物",点击"添加";继续在"值"输入"2","值标签"输入"B 方药物",点击"添加";点击"确定"。同理,在"疗效"变量中"值"输入"1"、"2"、"3"、"4","值标签"分别输入"无效"、"有效"、"显效"和"痊愈"。③点击"数据视图",在"药物"前面 4 个数据输"1",后面 4 个数据输"2";在"疗效"前面 4 个数据分别输入"1"、"2"、"3"、"4",后面 4 个数据重复输入;在"例数"下按 A 方药物、B 方药物数据的顺序,输入全部的数据。④点击"另存为",选择合适的保存路径,数据命名为"两种疗法治疗治疗流行性感冒的疗效"。

2. **等级资料两样本比较秩和检验** ①加权:见例 6-1。②独立样本秩和检验,操作见例 6-3。

3. **运行结果** 见图 6-16 和图 6-17。

双击图 6-16 中决策者结果中"保留原假设",出现详细分析结果,见图 6-17。

答:采用两样本秩和检验。

H_0:两种方药治疗流行性感冒的疗效相同。

H_1:两种方药治疗流行性感冒的疗效不相同。

$\alpha = 0.05$(双侧检验)

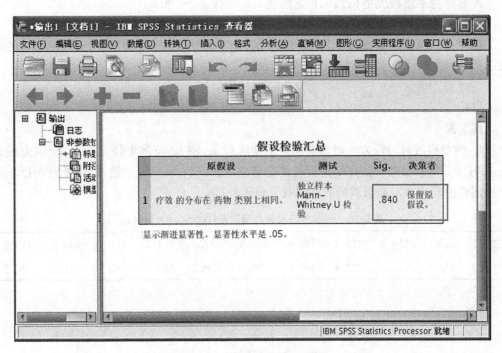

图 6-16 两样本秩和检验结果

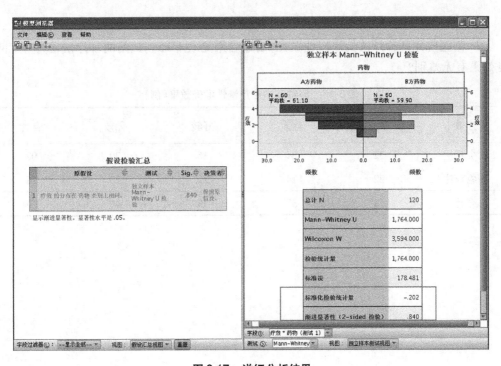

图 6-17 详细分析结果

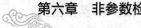

A 方药物平均秩次是 61.10,B 方药物平均秩次是 59.90;

$Z = -0.202$, $P = 0.840 > 0.05$。

结论:在 $\alpha = 0.05$ 的检验水平,不拒绝 H_0,尚不能认为两种方药治疗流行性感冒的疗效不同。

练习题

1. 为考察两种治疗方法对血清肌酐的清除效果,将 20 位患者随机分组,分别应用方法 1、方法 2 进行治疗。治疗结束后检测患者血清肌酐($\mu mol/L$)含量,结果见表 6-15。请分析两种治疗方法对血清肌酐的清除效果是否相同。

表 6-15　两种方法检测血清肌酐($\mu mol/L$)含量结果

方法 1	163.1	134.5	115.4	142.4	126.5	132.0	114.0	131.9	140.2	153.2
方法 2	178.5	132.3	120.4	145.6	136.5	130.2	114.4	137.8	146.2	150.2

答:

2. 某医院用两种疗法治疗慢性喉炎,治疗结果见表 6-16。试问两种疗法治疗慢性喉炎效果有无差别?

表 6-16　两种疗法治疗慢性喉炎效果(例)

疗效	治愈	显效	好转	无效	合计
针灸疗法	32	24	16	20	92
药物疗法	22	14	22	20	78
合计	54	38	38	40	170

答:

3. 研究高糖饲料和普通饲料对家兔体重的关系,随机抽取 10 组实验,结果见表 6-17。问两种饲料饲养效果有无差别?

表 6-17 两种饲料喂养家兔体重变化

饲料	2 个月内各家兔所增体重(kg)									
高糖	2.5	4.9	1.5	0.05	8.1	1.1	1.3	2.4	2.9	1.8
普通	2.2	1.2	2.5	0.1	7.8	1.0	1.2	2.1	0.5	0.3

答:

4. 某医生为探讨甲药和医药的牙周止痛效果,治疗结果见表 6-18。请分析两种药物止痛效果是否相同。

表 6-18 两种药物止痛效果(例)

疗效	显效	好转	无效	合计
甲药	34	26	10	70
乙药	24	42	5	81
合计	58	68	15	151

答:

5. 某研究机构观察局部放射法和药物治疗法治疗大鼠皮下肿瘤的疗效,以生成天数作为观察指标,结果见表 6-19。问两方法对大鼠生存天数有无差别?

表 6-19 大鼠生存天数变化(天)

放射法	60	23	25	26	32	15	18	19	20	1
药物法	12	20	15	20	70	16	29	14	21	1

答:

第四节　多样本秩和检验

例6-5　某研究机构用3种不同药物分别治疗21例胃癌患者志愿者,随机等分为3组。治疗后生存月数见表6-20,问这3种药物对胃癌患者的疗效有无差异?

表 6-20　3 种药物治疗胃癌患者的生存月数比较

药物	生 存 月 数						
甲药	3.5	4.5	2.5	5.0	3.5	1.5	2.0
乙药	1.5	2.5	2.0	2.5	1.5	1.5	2.5
丙药	2.5	3.0	4.0	4.5	3.5	5.0	3.5

SPSS 操作步骤:

1. 数据录入　参考例 6-3。

2. 正态性检验(步骤略)

3. 多样本秩和检验　①点击分析→非参数检验→独立样本,弹出多样本非参数检验对话框,见图 6-18。②点击"字段",选择"生存月数"转到检验字段,选择"组别"转到组字段,见图 6-19。③点击"设置→选择检验(S)→自定义检验",选择"Kruskal-Wallis 单因素 ANOVA(k 样本)(W)"多重比较(N):所有成对比较,见图 6-20。④点击运行。

4. 运行结果　见图 6-21 和图 6-22。

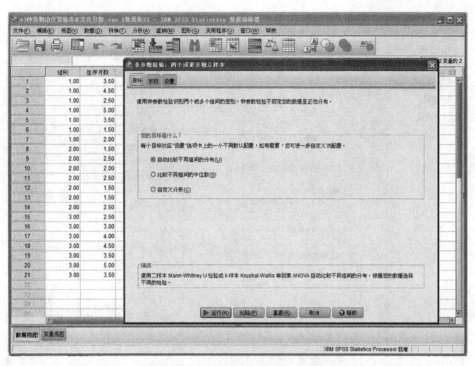

图 6-18 多样本秩和检验对话框

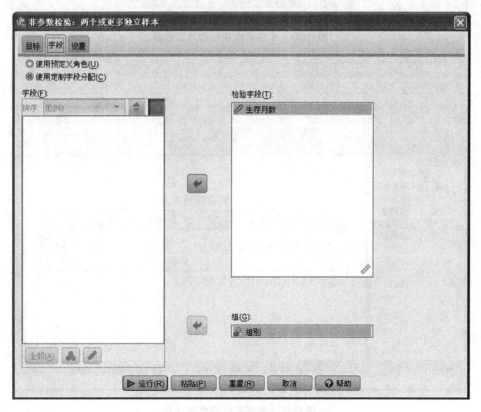

图 6-19 多样本秩和检验变量选择

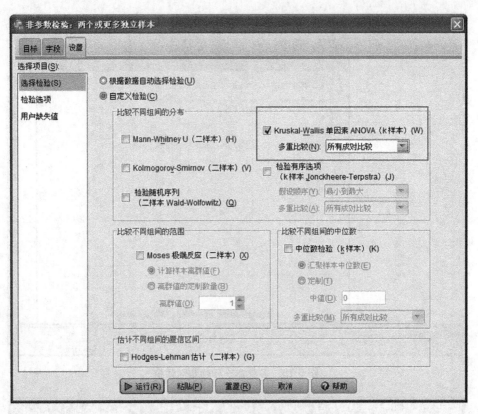

图 6-20　多样本秩和检验方法选择

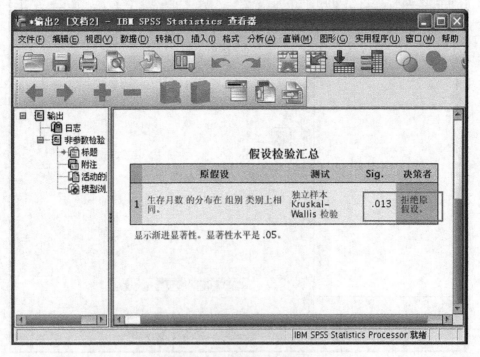

图 6-21　多样本秩和检验结果

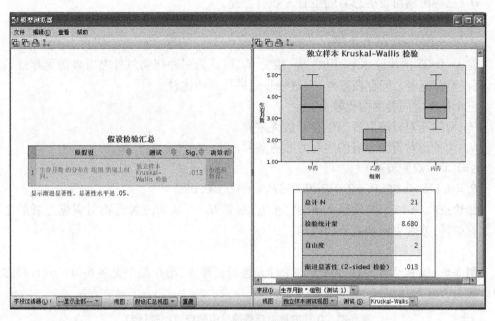

图 6-22　详细分析结果

双击图 6-21 中决策者结果中"拒绝原假设",出现详细分析结果,见图 6-22。查看两两比较结果,点视图中"成对比较",见图 6-23。

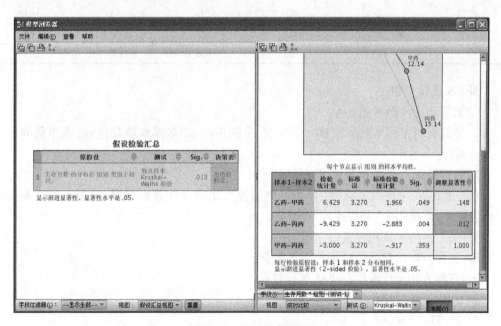

图 6-23　两两比较结果

答:(1)正态检验:$P_1 = 0.777$,$P_2 = 0.016 < 0.05$,$P_3 = 0.958$,不符合正态分布。

(2)采用多样本秩和检验。

H_0:三种药物对胃癌患者的生存月数无差异。

H_1:三种药物对胃癌患者的生存月数有差异。

$\alpha = 0.05$(双侧检验)

$Z = 8.680$,$P = 0.013 < 0.05$。

在 $\alpha = 0.05$ 的检验水平,拒绝 H_0,接受 H_1,可认为三种药物对胃癌患者的生存月数不同,要了解哪两者之间存在差异,需进一步地进行两两比较。

三个样本之间的两两比较:

H_0:两种药对胃癌患者的生存月数无差异。

H_1:两种药对胃癌患者的生存月数有差异。

$\alpha = 0.05$(双侧检验)

$P_1 = 0.148 > 0.05$,$P_2 = 0.012 < 0.05$,$P_3 = 1.000 > 0.05$。

结论:在 $\alpha = 0.05$ 的检验水平,拒绝 H_0,接受 H_1,可认为三种药物对胃癌患者的生存月数有差异,差别主要是乙药和丙药。

例6-6　某医生用3种方法分别治疗慢性肾炎患者,治疗结果见表6-21。问3种方法的疗效是否有差别?

表6-21　3种方法治疗慢性肾炎的疗效比较(例)

方法	疗效/例数				
	无效	好转	显效	治愈	合计
甲法	33	45	38	60	176
乙法	40	40	56	55	191
丙法	76	40	30	42	188
合计	149	125	124	157	555

SPSS 操作步骤:

1. 数据录入　参考例6-4。

2. 等级资料多样本秩和检验　①加权:见例5-1。②多样本秩和检验,操作见例6-5。③点击运行。

3. 运行结果　见图6-24 和图6-25。

双击图6-24 中决策者结果中"拒绝原假设",出现详细分析结果,见图6-25。查看两两比较结果,点视图中"成对比较",见图6-26。

答:采用多样本秩和检验。

H_0:三种方法治疗慢性肾炎效果无差异。

H_1:三种方法治疗慢性肾炎效果有差异。

$\alpha = 0.05$(双侧检验)

$Z = 21.371$,$P < 0.05$

在 $\alpha = 0.05$ 的检验水平,拒绝 H_0,接受 H_1,可认为三种方法治疗慢性肾炎效果有差异,要了解哪两者之间存在差异,需进一步进行两两比较。

三个样本之间的两两比较:

H_0:两种方法治疗慢性肾炎效果无差异。

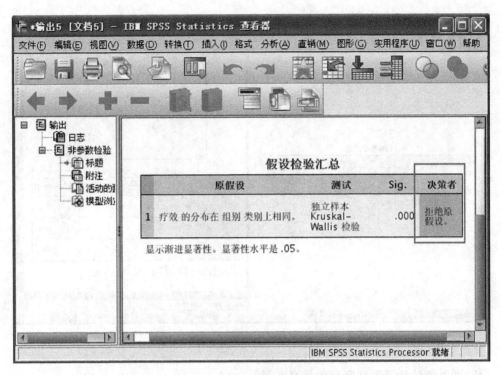

图 6-24　多样本秩和检验结果

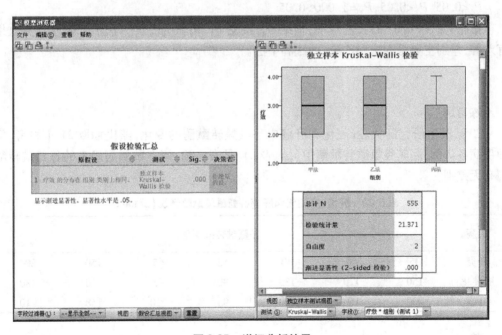

图 6-25　详细分析结果

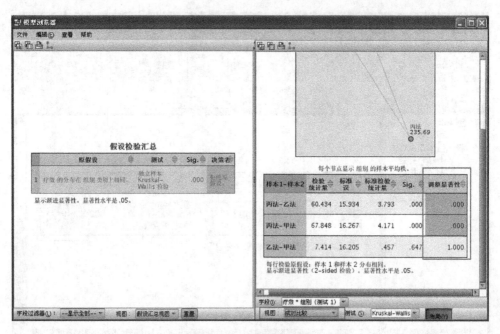

图 6-26　两两比较结果

H_1:两种方法治疗慢性肾炎效果有差异。

$\alpha = 0.05$(双侧检验)

$P_1 < 0.05$,$P_2 < 0.05$,$P_3 = 1.000 > 0.05$

结论:在 $\alpha = 0.05$ 的检验水平,拒绝 H_0,接受 H_1,可认为三种方法治疗慢性肾炎效果有差异,差别主要是丙法和乙法,丙法和甲法。

练习题

1. 某医生研究肝炎、肝硬化和肝癌中谷氨酰转酞酶的变化,随机抽取 21 个患者,每种疾病各 7 例,测其谷氨酰转酞酶值($\mu mol/L$),见表 6-22,问三种疾病患者的谷氨酰转酞酶有无差别?

表 6-22　肝炎、肝硬化和肝癌谷氨酰转酞酶情况($\mu mol/L$)

疾病	谷氨酰转酞酶值						
肝炎	35	60	40	58	65	150	200
肝硬化	150	120	135	90	75	110	180
肝癌	200	150	100	95	220	158	110

答:

2. 某研究部门研究甜食进食量对肥胖的影响,按肥胖程度将人群分为三个等级:正常组、肥胖前期组、肥胖组。数据见表6-23,问三个人群的甜食进食量是否有差别?

表6-23　不同人群甜食进食量情况

组别	进食量/例数				
	不吃	少量	中度	大量	合计
正常组	53	65	38	40	196
肥胖前期组	40	40	76	55	211
肥胖组	26	40	50	72	188
合计	119	145	164	167	595

答:

3. 某研究者比较小白鼠接种甲、乙和丙三种不同肿瘤细胞后存活天数,随机抽取21只健康小白鼠,每组各7只小白鼠,测其结果见表6-24。问各接种组存活天数有无差别?

表6-24　小白鼠接种三种不同肿瘤细胞存活天数(d)

肿瘤细胞	存 活 天 数						
甲种	15	30	32	28	45	10	150
乙种	15	12	155	19	25	11	18
丙种	20	15	10	95	30	58	170

答:

4. 某医生比较甲药、乙药和丙药三种药物治疗小儿便秘的疗效,结果见表6-25。问三种药物治疗的疗效有无差异?

表6-25　3种药物治疗小儿便秘的疗效情况

方法	疗效/例数				
	无效	好转	显效	治愈	合计
甲药	23	35	18	30	106
乙药	20	30	36	15	101
丙药	26	30	20	32	108
合计	69	95	74	77	315

答:

5. 某医生研究三种卵巢功能异常患者雌激素水平的含量(ng/L),随机从门诊中抽取21例,结果见表6-26。问三种卵巢功能异常患者雌激素水平是否不同?

表6-26　三种卵巢功能异常患者雌激素水平(ng/L)

卵巢囊肿	雌激素水平						
甲种	20	28	32	48	35	10	150
乙种	65	12	14	19	31	21	2
丙种	15	35	10	25	20	18	170

答:

第七章 直线相关与回归

直线相关是双变量之间最简单的关系。两个符合正态分布的计量资料,其直线相关关系用积差相关系数表示;有一个不符合正态分布的计量资料或者等级资料,其直线相关关系用等级相关系数(又叫秩相关系数)表示。如果两变量存在相关,则应进一步建立回归方程。建立回归方程时应对方程、回归系数、常数进行检验;同时还应分析回归方程的拟合优度、预测效果,以判断方程的成立与否和效果好坏。

第一节 直线相关

一、积差相关

例7-1 某研究机构随机抽取 12 名成年男子尸体做尸检,测量肾重(g)与心重(g),数据如表 7-1 所示。试分析肾重与心重之间有无直线相关关系。

表7-1 12 名成年男子尸检肾重与心重测量结果

编号	肾重	心重	编号	肾重	心重
1	335	271	7	362	401
2	350	430	8	317	265
3	364	331	9	269	257
4	307	327	10	351	348
5	266	273	11	311	243
6	341	307	12	329	261

SPSS 操作步骤:

1. 数据录入 ①点击"变量视图",在"名称"下面输入"肾重"和"心重"两个变量,在"测量"下面均选择"度量";②切换到"数据视图",在"肾重"和"心重"下输入全部数据;③点击"文件"菜单里的"另存为",选择合适的文件名和保存路径。

2. 绘制散点图 ①点击"图形"菜单,选择"旧对话框"中的"散点/点状";②选择"简单分布"并点击"定义"按钮;③用箭头将"肾重"移进 Y 轴框,将"心重"移进 X 轴框,然后点击"确定"按钮。散点图步骤见图 7-1。散点图见图 7-2,可以看到散点图有一定的直线趋势,故进一步做直线相关分析。

3. 正态性检验 对变量"肾重"和"心重"分别检验正态性,步骤可以参考例 2-1 中的"正态性检验"。由于样本含量较小,选择 Shapiro-Wilk 统计量,"肾重"正态性检验的 P 值

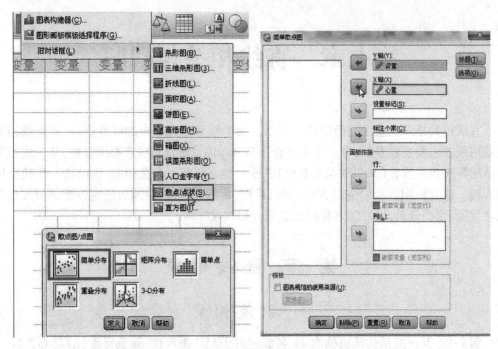

图 7-1　散点图步骤

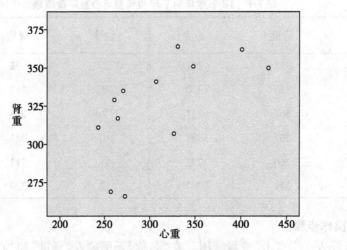

图 7-2　肾重与心重之间的散点图

为 0.217,"心重"正态性检验的 P 值为 0.115, P 值均大于 0.05, 可认为两个变量均服从正态分布, 所以选择 Pearson 相关分析。

4. Pearson 相关分析　①点击"分析"菜单里的"相关", 选择"双变量";②把"肾重"和"心重"都移进"变量"框, 在"相关系数"下面选择"Pearson","显著性检验"下面选择"双侧检验", 然后点击"确定"按钮。相关分析步骤见图 7-3。

5. 结果解读　相关分析结果见图 7-4。

如图 7-4 所示:Pearson 积差相关系数为 0.635, $P=0.027<0.05$。

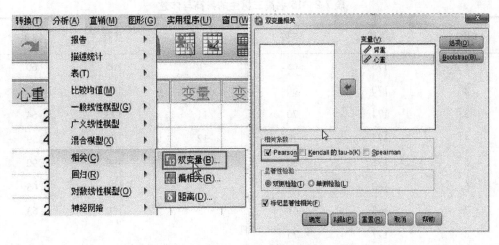

图 7-3　相关分析步骤

相关性

		肾重	心重
肾重	Pearson 相关性	1	.635*
	显著性(双侧)		.027
	N	12	12
心重	Pearson 相关性	.635*	1
	显著性(双侧)	.027	
	N	12	12

*. 在0.05水平(双侧)上显著相关

图 7-4　相关分析结果

6. **答**:(1)绘制肾重与心重之间的散点图,发现有一定的直线趋势。

(2)正态性检验。根据检验结果,肾重、心重均服从正态分布,所以选择做 Pearson 相关分析,计算积差相关系数并作检验。

(3)Pearson 相关分析

H_0:$\rho=0$,即肾重与心重之间无直线相关关系。

H_1:$\rho\neq0$,即肾重与心重之间有直线相关关系。

$\alpha=0.05$(双侧检验)

样本积差相关系数 $r=0.635$,$P=0.027<0.05$,拒绝 H_0,接受 H_1。

结论:可以认为肾重与心重之间有直线相关关系,正相关。

二、等 级 相 关

例 7-2　某中学随机抽取 15 名高三男生,测量身高(cm)与体重(kg),数据如表 7-2 所示。试分析身高与体重之间有无直线相关关系。

表7-2 15名高三男生的身高与体重

编号	身高	体重	编号	身高	体重
1	173	65	9	165	60
2	170	60	10	170	62
3	174	70	11	173	64
4	175	70	12	161	59
5	178	80	13	190	90
6	180	77	14	171	65
7	168	61	15	169	63
8	177	75			

SPSS 操作步骤：

1. 数据录入 ①点击"变量视图"，在"名称"下面输入"身高"和"体重"两个变量，在"测量"下面均选择"度量"；②切换到"数据视图"，在"身高"和"体重"下输入全部数据；③点击"文件"菜单里的"另存为"，选择合适的文件名和保存路径。

2. 绘制散点图 步骤可以参考例7-1。散点图见图7-5，可以看到散点图有一定的直线趋势，故进一步做直线相关分析。

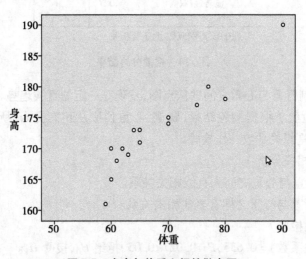

图7-5 身高与体重之间的散点图

3. 正态性检验 对变量"身高"和"体重"分别检验正态性，步骤可以参考例2-1中的"正态性检验"。由于样本含量较小，选择 Shapiro-Wilk 统计量。"身高"正态性检验的 P 值为 0.604，P 值大于 0.05；"体重"正态性检验的 P 值为 0.033，P 值小于 0.05，可认为身高服从正态分布，体重不服从正态分布，所以选择 Spearman 等级相关分析。

4. Spearman 等级相关分析 ①点击"分析"菜单里的"相关"，选择"双变量"；②把"身高"和"体重"都移进"变量"框，在"相关系数"下面选择"Spearman"，"显著性检验"下面选择"双侧检验",然后点击"确定"按钮。相关分析步骤见图7-6。

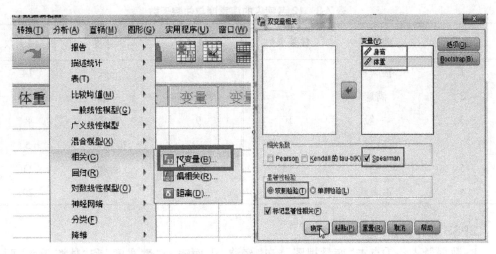

图7-6 相关分析步骤

5. 结果解读 相关分析结果见图7-7。

相关系数

			身高	体重
Spearman的rho	身高	相关系数	1.000	.961
		Sig. (双侧)	.	.000
		N	15	15
	体重	相关系数	.961**	1.000
		Sig. (双侧)	.000	
		N	15	15

**.在置信度(双侧)为0.01时,相关性是显著的

图7-7 相关分析结果

如图7-7所示:Spearman等级相关系数为0.961,$P<0.05$。

6. **答**:(1)绘制身高与体重之间的散点图,发现有一定的直线趋势。

(2)正态性检验。根据检验结果,身高服从正态分布,体重不服从正态分布,所以选择做Spearman等级相关分析,计算等级相关系数并作检验。

(3)Spearman等级相关分析

$H_0:\rho=0$,即身高与体重之间无直线相关关系。

$H_1:\rho\neq0$,即身高与体重之间有直线相关关系。

$\alpha=0.05$(双侧检验)

样本等级相关系数$r=0.961$,$P<0.05$,拒绝H_0,接受H_1。

结论:可以认为身高与体重之间有直线相关关系,正相关。

例7-3 某医院为了研究病人满意度与住院天数之间的相关性,随机抽取12名病人,获得满意度与住院天数的数据如表7-3所示。试分析病人满意度与住院天数之间有无直

线相关关系。

表 7-3　12 名病人的满意度与住院天数

编号	满意度	住院天数	编号	满意度	住院天数
1	很满意	3	7	一般	14
2	满意	7	8	一般	17
3	一般	10	9	满意	8
4	满意	9	10	很满意	5
5	一般	15	11	满意	11
6	不满意	30	12	一般	20

SPSS 操作步骤：

1. 数据录入　①点击"变量视图"，在"名称"下面输入"满意度"和"住院天数"两个变量，在"测量"下面均选择"度量"。②由于本例中"满意度"是等级资料，需要对每个等级赋值：点击"满意度"的"值"列中空白处，可以为"满意度"的四个等级"不满意"、"一般"、"满意"、"很满意"依次赋值为1、2、3、4，依次"添加"后点击"确定"。③切换到"数据视图"，在"满意度"和"住院天数"下输入全部数据。④点击"文件"菜单里的"另存为"，选择合适的文件名和保存路径。

2. Spearman 等级相关分析　步骤可以参考例 7-2。

3. 结果解读　相关分析结果见图 7-8。

相关系数

			满意度	住院天数
Spearman 的rho	满意度	相关系数	1.000	.911
		Sig. (双侧)	.	.000
		N	12	12
	住院天数	相关系数	−.911[**]	1.000
		Sig. (双侧)	.000	.
		N	12	12

**.在置信度(双侧)为0.01时,相关性是显著的

图 7-8　相关分析结果

如图 7-8 所示：Spearman 等级相关系数为−0.911，$P<0.05$。

4. **答**：本例中"满意度"是等级资料，所以选择做 Spearman 等级相关分析，计算等级相关系数并作检验。

Spearman 等级相关分析：

$H_0: \rho = 0$，即满意度与住院天数之间无直线相关关系。

$H_1: \rho \neq 0$，即满意度与住院天数之间有直线相关关系。

$\alpha = 0.05$（双侧检验）

样本等级相关系数 $r = -0.911$，$P<0.05$，拒绝 H_0，接受 H_1。

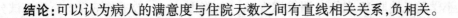

结论:可以认为病人的满意度与住院天数之间有直线相关关系,负相关。

练习题

1. 某大学随机选取 10 名男生,测量身高(cm)与前臂长(cm),数据如表 7-4 所示。试分析身高与前臂长之间有无直线相关关系。

表 7-4　10 名男生的身高与前臂长(cm)

编号	身高	前臂长	编号	身高	前臂长
1	170	45	6	189	51
2	174	44	7	177	48
3	161	42	8	183	47
4	156	41	9	181	50
5	173	47	10	166	42

答:

2. 某小学随机抽取 10 名男生测量体重（kg）与胸围（cm），数据如表 7-5 所示。试分析男孩体重与胸围之间有无直线相关关系。

表 7-5　10 名男生的体重与胸围

编号	体重/kg	胸围/cm	编号	体重/kg	胸围/cm
1	26.3	61.1	6	24.7	58.8
2	24.7	60.3	7	24.2	58.1
3	22.1	57.4	8	18.6	51.8
4	26.4	58.2	9	21.3	57.5
5	23.9	59.3	10	26.2	59.8

答：

3. 某学者为研究大学生学习时间与成绩之间的关系，随机访问了 10 名大一学生，了解他们高等数学课程的每周平均学习时间（小时）以及期末成绩（分为优、良、中、差四个等级），数据如表 7-6 所示，试作相关分析。

表 7-6　10 名大一学生高数每周平均学习时间和期末成绩

编号	每周平均学习时间（小时）	期末成绩	编号	每周平均学习时间（小时）	期末成绩
1	8	优	6	3	中
2	2	中	7	3	中
3	0	差	8	6	良
4	5	良	9	1	差
5	2	中	10	4	良

答：

4. 国家卫计委随机抽取 8 个城市对肺癌死亡率(1/10 万)进行调查,并对大气中苯并(a)芘浓度(μg/100m³)进行监测,数据如表 7-7 所示,试分析肺癌死亡率与大气中苯并(a)芘浓度之间有无直线相关关系。

表 7-7 8 个城市的肺癌死亡率和大气中苯并(a)芘浓度(μg/100m³)

编号	肺癌死亡率	苯并(a)芘浓度	编号	肺癌死亡率	苯并(a)芘浓度
1	5.52	0.06	5	13.76	0.73
2	18.43	1.15	6	8.11	0.51
3	16.27	1.08	7	18.02	1.66
4	11.33	0.09	8	12.17	1.25

答:

5. 某医院用碘剂局部注射治疗地方性甲状腺肿,为研究甲状腺肿患者的年龄与疗效之间的关系,随机抽取了 10 名甲状腺肿患者并记录其年龄、疗效,数据如表 7-8 所示,试作相关分析。

表 7-8 10 名甲状腺肿患者的年龄与疗效

编号	年龄	疗效	编号	年龄	疗效
1	13	治愈	6	39	好转
2	23	显效	7	42	治愈
3	27	治愈	8	44	好转
4	28	治愈	9	55	无效
5	35	显效	10	58	好转

答:

第二节　直　线　回　归

一、直线回归方程的估计

例7-4　随机抽取10只小白鼠,用某营养素的不同剂量(g)分别喂养三个月后测得体重增加值(g),数据如表7-9所示。以营养素剂量为自变量,体重增加值为因变量,估计直线回归方程。

表7-9　营养素剂量与小白鼠体重增加值(g)

编号	营养素剂量	体重增加值	编号	营养素剂量	体重增加值
1	0.34	0.62	6	0.40	0.92
2	0.29	0.35	7	0.66	1.35
3	0.28	0.75	8	0.74	1.98
4	0.42	1.35	9	0.45	1.32
5	0.29	0.48	10	0.60	1.15

SPSS 操作步骤:

1. **数据录入**　①点击"变量视图",在"名称"下面输入"营养素剂量"和"体重增加值"两个变量,在"测量"下面均选择"度量";②切换到"数据视图",在"营养素剂量"和"体重增加值"下输入全部数据;③点击"文件"菜单里的"另存为",选择合适的文件名和保存路径。

2. **绘制散点图**　步骤可以参考例7-1。散点图见图7-9,可以看到散点图有一定的直线趋势。

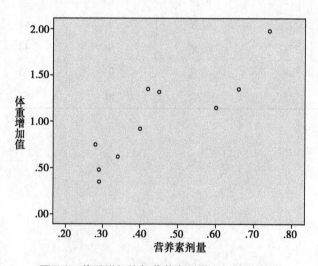

图7-9　体重增加值与营养素剂量之间的散点图

3. **正态性检验**　对因变量"体重增加值"检验正态性,步骤可以参考例2-1中的"正态性检验"。由于样本含量较小,选择 Shapiro-Wilk 统计量,正态性检验的 P 值为 0.696,P 值大于 0.05,体重增加值服从正态分布,可以进行直线回归分析。

4. 估计样本直线回归方程 ①点击"分析"菜单,在"回归"里选择"线性";②在"线性回归"窗口中,把"体重增加值"移入因变量框,把"营养素剂量"移入自变量框;③点击"统计量"按钮,在"估计"和"模型拟合度"左边的小框里打上勾,然后点击"继续",最后点击"确定"。直线回归分析步骤见图 7-10。

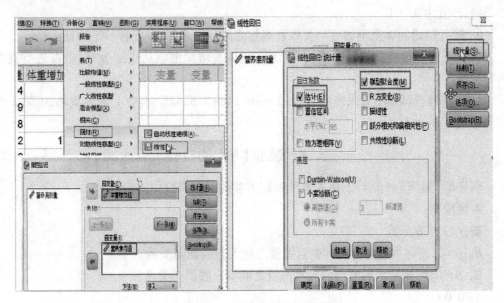

图 7-10 直线回归分析步骤

5. 结果解读 直线回归分析结果见图 7-11。

系数[a]

模型		非标准化系数		标准系数		
		B	标准误差	试用版	t	Sig
1	(常量)	-.146	.247		-.591	.571
	营养素剂量	2.624	.521	.872	5.038	.001

a.因变量:体重增加值

模型汇总

模型	R	R方	调整R方	标准估计的误差
1	.872[a]	.760	.730	.25841

Anova[a]

模型		平方和	df	均方	F	Sig.
1	回归	1.695	1	1.695	25.384	.001[b]
	残差	.534	8	.067		
	总计	2.229	9			

a. 因变量:体重增加值
b. 预测变量:(常量),营养素剂量

图 7-11 直线回归分析结果

由图 7-11 可知：

（1）样本直线回归方程截距为 -0.146，样本回归系数为 2.624；样本回归系数的 t 值为 5.038，P 值为 0.001。

（2）样本回归方程的决定系数 $R^2 = 0.760$，表示此例的营养素剂量可以解释体重增加值变异性的 76%，另外 24% 的变异性不能用营养素剂量来解释。

（3）SS 总 = 2.229，SS 回 = 1.695，SS 残 = 0.534；MS 回 = 1.695，MS 残 = 0.067；$F = 25.384$，P 值为 0.001。

6. 答：（1）绘制体重增加值与营养素剂量之间的散点图，发现有一定的直线趋势。

（2）正态性检验。根据检验结果，因变量体重增加值服从正态分布，可以进行直线回归分析。

（3）估计得到样本直线回归方程：$Y = -0.146 + 2.624X$。其中 Y 为体重增加值，X 为营养素剂量。

二、直线回归方程的检验

例 7-5 对例 7-4 估计的样本直线回归方程的回归系数作检验。

答题步骤：

答：（1）方差分析

$H_0 : \beta = 0$，即体重增加值与营养素剂量之间无直线回归关系。

$H_1 : \beta \neq 0$，即体重增加值与营养素剂量之间有直线回归关系。

$\alpha = 0.05$

SS 总 = 2.229，SS 回 = 1.695，SS 残 = 0.534

MS 回 = 1.695，MS 残 = 0.067

$F = 25.384$，P 值为 0.001 < 0.05，拒绝 H_0，接受 H_1。

结论：可以认为体重增加值与营养素剂量之间存在直线回归关系。

（2）t 检验

$H_0 : \beta = 0$，即体重增加值与营养素剂量之间无直线回归关系。

$H_1 : \beta \neq 0$，即体重增加值与营养素剂量之间有直线回归关系。

$\alpha = 0.05$

样本回归系数的 $t = 5.038$，P 值为 0.001 < 0.05。

结论：可以认为体重增加值与营养素剂量之间存在直线回归关系。

（3）回归模型拟合度评价

样本回归方程的决定系数 $R^2 = 0.760$

结论：此例的营养素剂量可以解释体重增加值变异性的 76%，另外 24% 的变异性不能用营养素剂量来解释。

三、直线回归方程的预测

例 7-6 假设另有一只小白鼠被喂养了 0.56g 营养素，利用例 6-4 估计的方程预测该小白鼠 3 个月后的体重增加值。并计算被喂养 0.56g 营养素的小白鼠 3 个月后体重增加值总体均数的 95% 置信区间和相应个体预测值的 95% 置信区间。

SPSS 操作步骤：

1. 数据录入 在 SPSS 数据视图中"营养素剂量"已有数据的下面增加一个数据 0.56。

2. 菜单操作 ①点击"分析"菜单，在"回归"里选择"线性"；②在"线性回归"窗口中，把"体重增加值"移入因变量框，把"营养素剂量"移入自变量框；③点击"保存"按钮，在"预测值"下面的"未标准化"左边打上勾（这样可以得到点预测值），在"预测区间"下面的"单值"、"均值"左边都打上勾（这样可以分别得到个体预测值的置信区间以及总体均数的置信区间），"置信区间"右边填入"95"，点击"继续"，最后点击"确定"，见图 7-12。

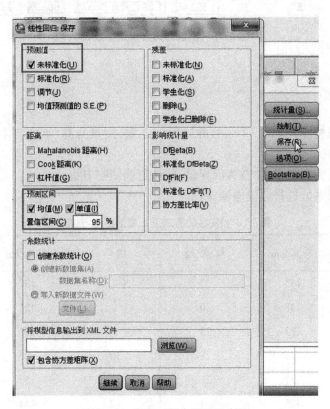

图 7-12 直线回归方程预测步骤

3. 结果解读 直线回归方程预测结果见图 7-13。

由图 7-13 所示，此时 SPSS 数据视图中会增加五列数据，"PRE_1"代表点预测值，"LMCI_1"、"UMCI_1"代表总体均数 95% 置信区间的下限、上限，"LICI_1"、"UICI_1"则代表个体值预测的 95% 置信区间的下限和上限。在数据的最后一行可查到当营养素剂量为 0.56g 时，小白鼠三个月后体重增加值的点预测值为 1.32349g，小白鼠 3 个月后体重增加值总体均数的 95% 置信区间为(1.09128,1.55571)，相应个体预测值的 95% 置信区间为(0.68395,1.96303)。

营养素剂量	体重增加值	PRE_1	LMCI_1	UMCI_1	LICI_1	UICI_1
.34	.62	.74625	.51817	.97433	.10820	1.38430
.29	.35	.61506	.34849	.88163	-.03774	1.26786
.28	.75	.58882	.31363	.86401	-.06754	1.24519
.42	1.35	.95616	.76495	1.14736	.33034	1.58197
.29	.48	.61506	.34849	.88163	-.03774	1.26786
.40	.92	.90368	.70697	1.10039	.27616	1.53120
.66	1.35	1.58587	1.26816	1.90358	.91058	2.26117
.74	1.98	1.79578	1.39663	2.19493	1.07856	2.51300
.45	1.32	1.03487	.84640	1.22334	.40989	1.65986
.60	1.15	1.42844	1.16525	1.69163	.77702	2.07987
.56	.	1.32349	1.09128	1.55571	.68395	1.96303

图 7-13　直线回归方程预测结果

练习题

1. 某研究机构随机抽取 12 名营养缺乏的儿童,测量身高(cm)与体重(kg),数据如表 7-10 所示。

(1) 以身高为自变量,体重为因变量,估计直线回归方程;

(2) 对回归系数进行假设检验。

表 7-10　12 名营养缺乏儿童的身高与体重

编号	身高/cm	体重/kg	编号	身高/cm	体重/kg
1	143	27	7	137	33
2	148	30	8	121	25
3	123	23	9	105	19
4	155	28	10	107	20
5	127	23	11	153	33
6	125	24	12	144	30

答:

116

2. 某研究者随机抽取 15 名男性,测量体重(kg)和臀围(cm),数据如表 7-11 所示。

（1）以体重为自变量,臀围为因变量,估计直线回归方程；

（2）对回归系数进行假设检验；

（3）假设另有一名男性的体重为 71kg,利用上述方程估计该男性的臀围。

表 7-11　15 名男性的体重与臀围

编号	体重/kg	臀围/cm	编号	体重/kg	臀围/cm
1	67.5	97.3	9	76.1	98.2
2	58.7	89.8	10	76.3	105.1
3	53.5	91.4	11	50.7	84.8
4	70.1	98.3	12	37.5	77.3
5	45.5	83.3	13	57.9	92.6
6	63.7	91.6	14	51.2	86.3
7	70.9	98.7	15	65.5	101.7
8	52.7	84.3			

答：

3. 美国某研究机构多年来一直进行一项对死亡年龄和累积健康支出(美元)的长期研究,现随机抽取 10 名研究对象记录其死亡年龄和累积健康支出,数据如表 7-12 所示。

（1）以死亡年龄为自变量,累积健康支出为因变量,估计直线回归方程；

（2）对回归系数进行假设检验；

（3）计算当死亡年龄为 70 岁时,累积健康支出总体均数的 95% 置信区间和相应个体预测值的 95% 置信区间。

表 7-12　10 名研究对象的死亡年龄和累积健康支出

编号	死亡年龄	累积健康支出/美元	编号	死亡年龄	累积健康支出/美元
1	67	52 371	6	88	211 445
2	71	98 125	7	91	231 981
3	73	109 730	8	93	270 118
4	81	170 935	9	95	291 450
5	84	195 156	10	100	378 173

答：

4. 某研究者调查某省会城市 11 个不同地区在某一固定时期内到省立医院的就诊率,同时测量了每一地区的中心位置到省立医院的距离(km),结果如表 7-13 所示。

(1) 以距离为自变量,就诊率为因变量,估计直线回归方程;

(2) 对回归系数进行假设检验。

表 7-13　11 个地区到省立医院的距离和就诊率

编号	距离/km	就诊率(%)	编号	距离/km	就诊率(%)
1	6.9	20	7	2.3	41
2	10.2	13	8	3.1	32
3	1.8	29	9	4.4	21
4	14.1	9	10	9.1	14
5	8.9	10	11	3.5	18
6	5.9	25			

答:

5. 某研究机构随机抽取九个地区调查破伤风预防接种率与发病率,数据如表 7-14 所示。

(1) 以接种率为自变量,发病率为因变量,估计直线回归方程;

(2) 对回归系数进行假设检验;

(3) 假设另有一个地区的接种率为 0.77%,利用上述方程估计该地区的发病率。

表 7-14　9 个地区的破伤风预防接种率与发病率

编号	接种率(%)	发病率(%)	编号	接种率(%)	发病率(%)
1	0.01	8.50	6	0.67	1.95
2	0.12	7.67	7	0.74	1.81
3	0.25	5.57			
4	0.31	4.37	8	0.79	1.44
5	0.52	3.61	9	1.02	1.13

答: